《现代医院管理系列丛书》编委会

于鲁明　北京市卫生和计划生育委员会，北京市医院管理局

毛　羽　北京市卫生和计划生育委员会

吕一平　北京市医院管理局

董克用　中国人民大学医院管理研究中心

王　丹　中国人民大学医院管理研究中心

杨　晔　中国人民大学医院管理研究中心

杨长青　泰康健康产业投资控股有限公司，泰康仙林鼓楼医院

王克霞　北京清华长庚医院

王　冬　南方医科大学人文与管理学院

赵　平　中国医学科学院肿瘤医院

封国生　北京朝阳医院

乔　杰　北京大学第三医院

田　伟　北京积水潭医院

伍冀湘　北京同仁医院

魏永祥　北京安贞医院

王　晨　北京天坛医院

倪　鑫　北京儿童医院

刘清泉　北京中医医院

陈　勇　北京朝阳医院

辛有清　北京友谊医院

陈　航　北京地坛医院

盘仲莹　北京和睦家医院

· 现代医院管理系列丛书 ·

以患者为中心的
医疗服务与管理

梁海伦 著

Patient-Centered Care
and Management

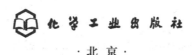

化学工业出版社

·北京·

本书聚焦以患者为中心的医疗服务理论和国内外最新实践进展,系统论述了以患者为中心的医疗服务与管理的关键概念、机制、实施路径和策略,为当前我国构建"以人为本的一体化卫生服务体系"和解决实践过程中所面临的关键问题贡献学术理论和政策建议。

本书结构系统,论述严密,逻辑性强,且与实际密切联系,能够为多层次医疗决策者和研究者提供决策支持和参考,为构建以患者为中心的卫生服务体系提供科学依据,同时也可作为一本参考用书为医疗行业发展和一线医务人员提供实践支持。

图书在版编目(CIP)数据

以患者为中心的医疗服务与管理/梁海伦著.—北京:
化学工业出版社,2019.9(2025.3重印)
(现代医院管理系列丛书)
ISBN 978-7-122-34839-5

Ⅰ.①以… Ⅱ.①梁… Ⅲ.①医疗卫生服务-管理-
研究-中国 Ⅳ.①R197.32

中国版本图书馆CIP数据核字(2019)第140888号

责任编辑:邱飞婵 满孝涵 装帧设计:史利平
责任校对:张雨彤

出版发行:化学工业出版社(北京市东城区青年湖南街13号 邮政编码100011)
印 装:涿州市般润文化传播有限公司
710mm×1000mm 1/16 印张9$\frac{1}{2}$ 字数115千字 2025年3月北京第1版第4次印刷

购书咨询:010-64518888 售后服务:010-64518899
网 址:http://www.cip.com.cn
凡购买本书,如有缺损质量问题,本社销售中心负责调换。

定 价:49.80元 版权所有 违者必究

前言

　　"健康中国战略"实施面临的挑战之一是如何设计适当的干预措施和策略，把卫生政策所包含的理念转换为现实。其中一个重要方面是如何加强卫生服务体系的响应和服务能力，以患者为中心，获得患者信任。我国政府已将建设"以人为本的一体化卫生服务提供模式"（people-centered integrated care，PCIC）设定为医改下一个阶段的关键任务。

　　国内对以患者为中心的医疗服务与管理的研究处于起步阶段，在我国医改进程的不断推进和深入的背景下，在卫生服务体系向建立以强大的基层卫生服务为基础、以患者为中心和注重公平的一体化服务提供体系转型的过程中，开展以患者为中心的医疗服务与管理研究是落实"健康中国战略"理论和实践研究的具体体现。

　　本书系统论述以患者为中心的医疗服务与管理的关键概念、机制、实施路径和策略，为当前我国建设"以患者为中心的医疗服务"实践过程中面临的重点和关键问题贡献学术理论和政策建议。全书分为七个章节，首先系统论述以患者为中心的医疗服务的概念和理论基础，并对以患者为中心的医疗服务的发展历史进行梳理；在此基础上分析其模式、要素、机制和实施的关键步骤等；之后聚焦医患的共同决策模式研究，从医务人员和患者双方角度探讨如何在医患沟通中鼓励患者参与决策和授权；而后总结国际上和我国当前以患者为中心的医疗服务模式的实践和运行情况，以该服务模式在慢性病管理上的应用为例分析该模式的效果和前景；最后基于上述章节提炼在实施以患者为中心的医疗服务过程中的关键问题，并提出完善这一服务模式的政策和管理建议。

本书的出版受到"中国人民大学统筹支持一流大学和一流学科建设"经费的支持。研究受到国家自然科学基金青年项目（项目编号：71804183）和北京市社会科学基金青年项目（项目编号：18GLC063）的支持。医疗卫生体系庞大，卫生政策与管理领域研究内容深邃，作者希望以该书的出版为契机，依托中国人民大学在管理学、社会学、经济学、政治学等学科的优势，立足中国，关注前沿，潜力研究，为中国医疗卫生体系的完善和医疗服务与管理水平的不断提升做出新的贡献。

本书在撰写过程中得到了业内权威专家的有力支持和鼓励，以及有关大学、协会、医院、出版社等机构、专家、学者的鼎力帮助，一并致谢。书中不当之处，敬请读者批评指正。

梁海伦

中国人民大学公共管理学院

目录

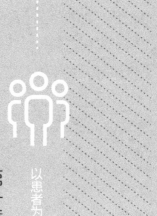

第一章

绪论

以患者为中心的医疗服务与管理

第一节 | 现实背景和意义

20世纪医学取得了突飞猛进的发展，伴随着医疗卫生条件的逐步改善、医疗技术的发展和进步，全球人均寿命不断提高。根据2018年5月世界卫生组织（World Health Organization, WHO）发布的报告《世界卫生统计2018》数据显示，2017年全球人口预期寿命高达72岁。在此次统计数据中，中国人口预期寿命已远远高于全球平均水平，达到76.4岁，其中男性75岁，女性77.9岁。随着人均预期寿命的不断提高和全球总和生育率的持续下降，人口老龄化已日益成为世界性挑战，预计到2050年，60岁以上老人将占全世界人口的五分之一。2017年，中国60岁以上老年人口已超过2.4亿，占总人口比例达到17.3%。然而，寿命的延长不等于健康的延长，随着老龄人口的持续增加，疾病图谱将随之发生变化，慢性病将成为影响人群健康的主要疾病。

在人口老龄化和疾病谱转变的背景下，人群对医疗卫生服务的需求显著增加。然而，以医院为基础、聚焦疾病处理、忽视对人整体关注的治疗服务模式忽略了人的社会和心理等方面的健康需求；碎片化、以疾病为中心的卫生服务体系削弱了卫生系统提供公平、全面和可持续服务的能力。在这样的背景下，医疗服务模式需要完成以医院为中心到以人为中心、从治疗驱动到健康驱动、从治疗疾病到预防疾病的转变，以应对包括城市化、人口老龄化、卫生保健费用增长等挑战，从而减少卫生服务体系碎片化，提高医疗服务质量和结果。

以患者为中心是卫生服务体系的核心价值理念之一。一个良性的医疗服务与管理体系必须要以改善人群健康水平为出发点，同时满足居民社会、心理等多方面健康需求。以患者为中心的医疗服务与管理体系着重强调使包括患者、患者家属及其所在社区在内的多方主体共同参与到医疗服务的全过程之中，使其既作为卫生服务的接受者，同时也是重要参与者。当上述主体参与到诊疗的全过程之中时，一方面可以提高他们对于医疗服务体系的信任感，同时也可以根据他们的偏好和特殊需求提供相应的人性化、一体化的卫生服务。除此之外，以患者为中心的另一个关键是加强公众参与，提高科学就医和自我管理能力。患者一旦拥有必要的信息，医疗服务体系就可以调动患者积极去应对健康风险因素，实施行为改变，并参与各种管理自我健康活动。

卫生服务体系有必要通过各种渠道赋予患者权利，使其能够具备参与诊疗与服务的能力并调动其参与的积极性。国际上一些典型国家的经验表明，提升患者的参与能力与积极性的核心是"患者授权"，即卫生服务体系应该"使患者共同参与到卫生服务的提供之中"，或者使其成为"在医疗服务与管理中具有自主权的合作伙伴"。对于卫生服务的提供者来说，其有必要采取各类赋权活动"提升患者参与程度，并加强个人及公众个体对于卫生决策的影响力"。研究以患者为中心有助于改善医患关系，提升患者对治疗方案的依从性和满意度，进而提升干预的效果，并对健康产出有所裨益。

发展以患者为中心的医疗服务与管理，意味着重新强调基本医疗（primary care）的重要性。1978年订立的《阿拉木图宣言》中提出"基本医疗"这一概念，将其作为实现"2000年人人享有初级卫生保健"目标的基本途径和策略。进入新时代，立足新方位，人们越来越多地发现，基本医疗中的健康促进、健康教育、预防、环境保护等思想，对于应对当今的城市化、慢性病、人口老龄化等问题具有重要意义，符合医疗服务模式向以患者为中心转变的目标，也成为这一服务体系构建的基础和重点。

以患者为中心的医疗服务与管理体系的构建是我国医改的方向，"健康中国战略"实施的关键点之一在于如何通过设计有效和可行的战略措施，将以患者为中心的医疗服务与管理理念转化为现实——即如何增强卫生服务体系的回应性与协调性，以满足患者的各类健康需求并获取患者信任，从而实现为全人群提供全生命周期的连续性服务。

第二节 │ 本书目标和框架

本书系统论述以患者为中心的医疗服务与管理的关键概念、机制、实施路径和策略，为当前我国建设"以人为本的一体化卫生服务提供模式"（people-centered integrated care, PCIC）实践过程中面临的重点和关键问题贡献学术理论和政策建议。

全书分为七个章节，首先系统论述以患者为中心的医疗服务的概念和理论基础，并对以患者为中心的医疗服务的发展历史进行梳理；在此基础上分析其模式、要素、机制和实施的关键步骤等；之后聚焦医患共同决策模式，从医务人员和患者双方角度探讨如何在医患沟通中鼓励患者参与决策和授权；而后总结国际上和我国当前以患者为中心的医疗服务模式的实践和运行情况，以该服务模式在慢性病管理上的应用为例分析该模式的效果和前景；最后基于上述章节提炼在实施以患者为中心的医疗服务过程中的关键问题，并提出完善这一服务模式的政策和管理建议。

本书的框架，见图1-1。

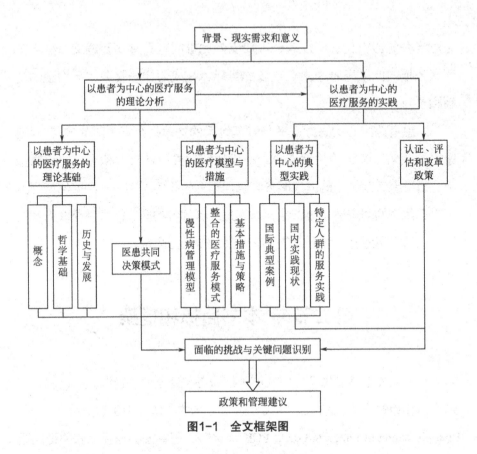

图1-1　全文框架图

参考文献

［1］世界银行，世界卫生组织，财政部，国家卫生与计划生育委员会，人力资源社会保障部.深化中国医药卫生体制改革，建设基于价值的优质服务提供体系［R］.2016.

［2］Barry M J, Edgman-Levitan S. Shared decision making—the pinnacle of patient-centered care［J］. New England Journal of Medicine, 2012, 366（9）: 780-781.

［3］Glasgow R E, Funnell M M, Bonomi A E, et al. Self-management aspects of the improving chronic illness care breakthrough series: implementation with diabetes and heart failure teams［J］. Annals of Behavioral Medicine, 2002, 24（2）: 80-87.

第二章

以患者为中心的医疗服务的理论基础

第一节 │ 以患者为中心的概念

"以患者为中心"的概念最早可以追溯到20世纪50年代中期。1956年，Szasz和Hollender在《对医学哲学的贡献：医患关系的基本模型》（A contribution to the philosophy of medicine: The basic models of the doctor-patient relationship）一文中首先创造了"patient-centered"这一术语，用于描述一种不同于传统以医生或是疾病为中心的医疗模式。随后至少又有三个词被用以描述"以患者为中心"这一概念，包括Carl Rogers在心理治疗和咨询中所提出的术语"client-centered"和"person-centered"，以及Engel所提出的医学生物心理社会模型中的"patient-centeredness"原则。

上述以患者为中心概念的提出，可以被理解为试图对"二十世纪医学主导范式"所进行的挑战和反思——质疑生物医学医疗服务方法的及时性和有效性。这一主导范式以医生和疾病为中心，故而又被称为"生物医学"模型（biomedical model）。该模型将患者视为健康服务的纯粹消费者，并强调医疗服务专业人员作为医疗服务环境中唯一价值创造者的作用。由于医疗服务的焦点在医生而非患者，因此，医院的组织方式，诊所的安排方式，甚至是何时、何地、如何，以及是否提供医疗服务，主要取决于医生的决策。例如，在这种医学模式下，不同形式的手术是否进行的一个首要的决定因素是外科医生对特定手术的偏好，而不是患者或是疾病状况。客观性的权威和理性被认为是该模式的主要基础，并在此基础上严格关注疾病的临床治疗。然而，这些建立在专业基础上的权威导致了患者与医疗服务专业人员之间深刻的隔阂和偏见关系。正如Engel所言，"生物医学范式没有为社会、心理和行为方面留下空间"。因此，它阻止对健康决定因素和患者健康需求的全面理解，从而破坏医疗服务的适当性。

在过去的三十年中，"以患者为中心"的概念受到广泛关注，并被广泛用于初级医疗、卫生与保健服务、慢性病管理等多个领域，然而事实上，这一概念仍是模糊不清的。在1969年的《以患者为中心的医学可能性》（The possibilities of patient-centered medicine）一文中，Edith Balint将以患者为中心的医学描述为"将患者理解为一个独特的人类"。相反的是，Byrne和Long则认为以患者为中心是医生利用患者的知识和经验来指导诊疗的一种方式。McWhinney也同样认为，以患者为中心是一种"医生试图进入患者的世界，通过患者的眼睛看病"的方法。除此之外，一些学者强调向患者提供信息并让他们参与决策。对于Laine和Davido而言，以患者为中心的医疗服务与患者的"需要、需求和偏好"密切相关，并能够对其做出反应。一个更为全面的定义由Stewart等提出，他们认为有六个相互影响的关键要素构成了以患者为中心的概念：①探索疾病和患病经历；②理解整体性的个人；③找到有关管理的共同点；④纳入以患者为中心和以医生为中心的临床决策模型；⑤加强医患关系；⑥关心个人限制、时间和资源可用性等现实性问题。

上述概念的探讨表明，至少可以从三个角度来理解以患者为中心的概念：第一，作为医生的特征；第二，作为患者的赋权活动；第三，作为医生与患者之间的关系。

1. 作为医生的特征

从医生的视角上来看，尽管可以从意图和精神层面上理解患者为中心，但在实际的医疗服务实践中其并非完全能够以患者的选择作为主要医疗服务准则，因为医疗服务首先是以医生的职业身份和个性为中心。这一特性使得医疗诊断活动在很大程度上仍然需要基于专业性判断，而非患者自身的选择，即良好的医疗建议应始终基于"医疗逻辑"而非"选择逻辑"。同时许多患者已经意识到自身决策的局限性，在医疗方案的选择层面上，他们可能更希望医生能够为其做出选择与判断，即对"家长式主义"的普遍需求。因此，从专业主义的取向上来看，以患者为中心的医疗服务仍然是由医生主导，而非根据患者自身的偏好与选择。

2. 作为患者的赋权活动

从患者的角度来看，以患者为中心意味着在医疗服务的实践活动中，患者获得了医疗专业人员的授权后而具备独立决策的能力。赋权活动一方面来自专业人员的授权，即由拥有专业权威的医务人员通过信息传递唤醒患者潜能，以使其参与到医疗活动中来，这些活动可以通过明确的方式，例如健康教育、宣传来影响更广泛的社区或公众。另一方面，自我赋权作为一种影响医生处方的策略也广泛存在，并且常常也被证明是有效的。例如一项关于患者如何通过自我管理与教育的方式处理处方药物的副作用的研究表明，在没有医疗专业团队的参与情况下，许多患者自己主动管理药物的想法是积极和可持续的。总的来看，赋权活动认同以患者为主导的策略，当患者能够自主选择多种多样的医疗方式、接收医疗服务的程度，甚至药物的使用，这一活动就能实现更好的依从性，从而为患者和医生团队带来满意的结果。

3. 作为医生与患者之间的关系

这一模式既非强调医生的专业性，也非将患者视为主导力量，而是强调相互间的协作与互动，即患者与医生团队如何有效地合作以获得最佳的医疗效果与诊疗安全。在这一合作关系下，学习被视为提高质量的关键所在。当医生与患者一起学习时，一个由医生与患者所建立的跨专业团队就形成了，互相学习的成果可以明显改善协作与医疗质量。从复杂性的视角来看，由于当考虑个体患者存在独特问题时，这会使医疗系统进一步从平衡变为复杂状态，为了防止系统陷入混乱，他们必须适应新的复杂程度，由此实现新的高质量均衡状态。

综上所述，以患者为中心并非一个明确的概念，它至少在上述三个层面上被使用，但无论如何定义，在某种程度上，其核心特征可以被理解为在医疗活动中尊重患者及其选择，这与过去以"家长主义"为特征的医疗服务不同。"家长主义"最初是由社会学家帕森斯在20世纪50年代基于专业知识所应承担的责任与合法权威模型中构思出来的。帕森斯认为，医患关系是患者对医生合法权威的一致同意或适应，家长主义本质上秉持结果导向的视角，即只要是有益于患者，医生可以独自决定医疗活动方案与选择。而以患者为中心的医疗实践则努力关注患者自身，以充分满足其特定健康或社会需求，从而提高医疗质量。基于上述认识，以及自20世纪以来社会对个体价值的强调与重视，人们越来越关注以患者为中心的医疗服务与医疗服务实践，并将其视为高质量医疗服务的关键要素之一。

第二节 | 以患者为中心的哲学基础

所有的研究都源于人们如何看待世界及人们如何理解世界的假设，亦即本体论和方法论。人们对现实和存在的看法被称为本体论，而人们如何获取知识的看法被称为认识论。本体论是研究人员开始想象和构建任何重要研究的理论框架或范例的起点，其核心是研究当我们说某事存在时我们所要表达的想法，认识论是研究当我们说我们知道什么时我们所表达的含义。本体论和认识论假设共同构成了一种术语范式，一个有效的范式包含了本体论和认识论概念及方法论原则的元素，这些元素足够且相互联系足以明确地定位研究。此外，应该看到本体论假设或概念已经或明或暗地表述了认识论假设，而这些假设又可以被视为方法论，它们共同导致了一致的研究方法分析，并为研究结果的讨论提供了框架。在一个一般的医疗服务实践研究中，我们需要构建如下本体论和认识论的假设，见表2-1。

表2-1　本体论和认识论假设

本体论假设	认识论假设
社会现实是由人来定义的，并不是固定的	知识是社会建构的，没有单一的真理
社会现实受到媒体、组织和社会的影响	某些形式的知识比其他形式的知识更有价值
社会活动是个人和群体在社会中的地位及他们拥有多少权力的结果	有价值的知识取决于"创造者"和"知识所有者"的社会和地位力量
一个人或一个群体的自由和权力的进步通常会导致另一个人或群体自由和权力受到限制	知识既是产品，也是权力的表达，而不是真理

来　源：McCormack B, McCance T. Person-centered nursing: theory and practice［M］. New York: John Wiley & Sons, 2011.

同样，在我们考虑如何理解与实现以患者为中心的医疗服务之前，我们必须回答本体论和认识论的问题。一方面，"人"这一概念是如何被理解和建构的，它是如何能够被识别的；另一方面，以"患者为中心"又蕴含着何种价值维度的取向，它与前述各种中心论的区别体现在哪几个方面。对上述问题的探讨构成了以患者为中心的哲学基础。

什么是"人"？对于我们大多数人来说，"人"（道德和法律实体）经常错误地与"人类"（生物物种的成员）同义使用。Rorty认为人类在生物

学上是复杂的，因为我们"只是通过他们自己的概念来解释和修改代理的
那种生物"。例如，一个尚未出生的胎儿是一个人吗？此外，更复杂的是，
有些人认为动物物种也有权被视为人，特别是一些具有相当复杂的社会心
理的大型动物。在更远的地方，如果在其他星球上发现非人类生命，我们
会把这些实体视为人吗？

因此，对"人"这一概念本身的探讨构成了哲学意义上的本体论和
认识论基础。在西方，人的概念（person）源自希腊语prosopon和拉丁语
persona，意思是"面具"或"虚假面孔"。在古希腊和后来的罗马戏剧中，
悲剧、喜剧演员通常都戴着由木头或黏土制成的面具，因此prosopon或
persona被视为是戏剧中的角色或人物。古代哲学家关于人的探讨大多是通
过"人格"这一概念进行的，"人格"是人们拥有或持有的属性。对人格
的讨论通常首先要问"一个人必须拥有什么属性才能成为一个人？"亚里
士多德认为人拥有一系列道德美德，如正义、勇气和节制，更重要的是人
是理性、情感和社交技巧的集合。人与动物有类似之处，如都需要营养、
运动和具备一定感知能力，但人是理性的动物，具有道德、理性、友谊和
爱的能力。因此，在亚里士多德那里，正是这些更高阶的属性使得人类与
其他动物不同，这些属性赋予人类过上美好生活的能力，这一假设被称为
美德伦理。另外一些哲学思想家，例如卢梭和康德，认为人格有一个规范
的特征。因此，人格不仅仅是描述人类是怎样的，而是我们应该如何，即
我们应该是理性和自主的存在。围绕着理性与自主的关系，康德反思了自
主的理性立法、超越的理性目的及普遍的理性法则，认为人的理性自由是
一种形式化的和自主性的自由，行为会受客观因果的限制。那些相信决定
论的人和那些相信自由意志的人会使讨论变得复杂，但是，当这种人格标
准发挥到极致时，可以看出其范围仍然是有限制的。大多数哲学家都认
为，理解正确与错误、好与坏、公正与不公正的方向只是人格的一个重要

方面，人们认识到人类有能力对欲望、信仰和感受形成强烈的评价，并有可能以不同的方式改变它们。

简而言之，上述哲学问题的实质在于人是否应该始终被视为具有客观、绝对和内在价值，不论他们是否被他们自己或其他人重视。人们需要判断哪些属性赋予人类成为或保持一个人的权利：他或她自己，或与此人有关的其他人。对上述哲学思考的差异导致了对"人"理解的差异性，以及随之而来的对中心性价值选择的差异。在这里，我们关注了克尔凯郭尔（Kierkegaard）的合作主义，康德（Kant）的道德哲学和罗杰斯（Rogers）的人本主义。

1. 克尔凯郭尔的合作主义

对于克尔凯郭尔而言，以人为中心意味着我们与其他人合作及我们尊重他人的价值观和信仰。要实现这一目标，克尔凯郭尔认为必须首先注意找到其他人在哪里并从与其他人的合作开始，任何不能做到这一点的人如果认为自己能够帮助别人，就会陷入妄想。因此，为了真正帮助别人，"我"或者我们自身必须首先了解他或者他人理解的是什么，这构成了合作的基础。此外，克尔凯郭尔提出，所有真正的帮助都始于谦卑，帮助者必须首先在他们想要帮助的人之下，从而明白帮助不是支配而是服务，帮助不是主导而是耐心，帮助是愿意暂时忍受错误同时不理解对方理解的东西。

2. 康德的道德哲学

作为一个启蒙的道德哲学家，康德的目的是提出一个能够为普通人理解的道德原则与理性陈述，从而为大众在作出道德判断时提供依据。为实现这一目的，康德又进一步将其道德哲学分为两个高低不同的层次，即"通俗道德哲学"和"道德形而上学"。"通俗道德哲学"主要源自感性认识与日常生活判断，相反的是，"道德形而上学"源自人类与生俱来的理性认知与原则，康德称其为"绝对道德（Categorical Imperative）"。在"绝对道德"理念下，一件事物是否具有道德价值或者是否道德并不取决于事物本身所表现的实用性特征，而是在于对"人"的内在价值和理性精神的承认，以及对于"人"尊严的保护。因此，以道德的方式行事意味着无论是对待自己还是其他任何人都必须以人为本，尊重人性与人的理性精神。这一道德哲学原则对于当代大多数职业道德来说都具有启发意义，尤其是对于医学伦理学和生命伦理学及以人为本的医疗服务和研究。

3. 罗杰斯的人本主义

以患者为中心的方法在一定程度上与罗杰斯的人本主义心理学和以人为本的治疗密切相关。他主要通过自己在治疗方面的经验来发展自己的思想。他认为对于科学来说，从一开始就是感知对象世界的"我—你"关系，就像治疗一样，是与一个或多个人的"我—你"关系。只有作为一个主观的人，才能进入这些关系中的任何一个。罗杰斯的重点是实现个人潜能，包括社交性，与其他人在一起的需要，以及对其他人的了解和了解的愿望，这包括开放、信任、信赖、对世界充满好奇、富有创造力和富有同情心。最为重要的是罗杰斯提出，"我怎样才能创造一种帮助关系"和"我能否将另一个人作为一个正在成为或正在受他过去或过去束缚的人来认识"这两个命题来阐述其人本主义的核心。

对"人"这一概念的探讨构成了"以患者为中心"的本体论基础，

而在此基础上所建立的诸多中心性思想则是对人格本身概念的回应。作为一种知识形式，哲学有助于我们发现和实现更深层次的理解，因为哲学试图理解事物的本质、人类理性、人类行为及其预期和意外后果。因此，对"以患者为中心"的哲学基础进行的探讨，有助于我们理解方法论和理论的发展，以回答现实的研究问题，同时确保以患者为中心的研究是严格的。

第三节 | 以患者为中心的医疗的历史与发展

以患者为中心的医疗服务这一概念最早源自美国，是一整套基本医疗服务的概念框架和运作模式，以应对美国的医疗服务系统对基本医疗服务改革的需求。自20世纪60年代美国儿科学会（American Academy of Pediatrics, AAP）首次提出"以患者为中心的医疗之家"（patient-centered medical home）这一概念以来，其内涵和外延已不断扩大，至今已经成为美国基本医疗中的主要医疗服务模式之一。从其本身发展来看，可以将以患者为中心的医疗服务的发展划分为三个主要阶段：即1967年至20世纪80年代的初创期，1992年至20世纪末的发展期，以及自21世纪初以来的规范期。

1. 以患者为中心的医疗服务的初创期：1967年至20世纪80年代

1967年美国儿科学会首先使用"医疗之家"（medical home），提出通过建立该模式，系统全面地收集儿童的病历资料和健康记录，以提升对儿童健康的持续监测。然而，在20世纪70年代的某些州，由于立法者将这一概念误解为影响父母的权利和责任，因此该术语引起争议。由于以患者为中心的医疗之家这一概念一直处于基本医疗的知识领域，1978年，世界卫生组织在其举办的基本医疗国际会议上首先概述了基本医疗（primary care）的范围，例如获得持续、全面和整合的医疗服务，患者的教育和参与，团队医疗服务，以及支持基本医疗的公共政策。与此同时，美国医学协会（Institute of Medicine, IOM）也将基本医疗定义为可获得（accessible）、全面（comprehensive）、协调（coordinated）、持续（continuous）和负责任（accountable）的医疗服务。上述对基本医疗概念的界定为随后以患者为中心的医疗卫生服务模型的发展提供了基础与原则。

2. 以患者为中心的医疗服务的发展期：1992年至20世纪末

鉴于在整个20世纪80年代，基本医疗领域混乱地使用医疗之家的概念，AAP于1992年发布了关于医疗之家的第一份政策声明，试图构建完整的概念并提供可操作的定义，该声明将医疗之家定义为下述特征：寻求为儿童提供以家庭为中心、便利、持续、全面、协调、富有同情心和文化上有效的照顾。几乎在同一时期，医学研究所发布报告《基本医疗：新时代的美国健康》（Primary Care: America's Health in a New Era），提出基本医疗作用的发挥并非仅仅依靠一个确定的临床医生群体，而是应该设立一个卫生保健的职能部门，由其负责提供综合的、可及的医疗卫生服务，并负责解决大多数卫生需求。IOM的报告强调了基本医疗在提供医疗服务连续性方面的作用，并扩大了概念，包括由专业人员组成的临床专业团队提供的连续性或持续的医疗服务，其专注于提高医疗服务质量。为实现上述目标，需要新的筹资机制，并支持基本医疗临床医生培训，以为所有患者提供基本医疗，推进基于实践的基本医疗研究网络，并改进循证医学决策。到1988年，Picker研究所（Picker Institute）通过研究提出了"以患者为中心的医疗服务"的七个具体的维度，包括：①尊重患者的价值观、偏好及健康需求；②医疗服务的整合与协调；③医患间的良好沟通，以促进健康教育和信息准确及时地传达；④对机体的治疗、对疼痛的缓解；⑤情感及心理上的支持，以缓解患者的焦虑和紧张；⑥家人和朋友的参与；⑦有效的转诊和持续性医疗。在20世纪90年代末，Mac Coll医疗服务创新研究所的Ed Wagner及其同事开发了慢性病模型（Chronic Care Model），作为改善复杂病症和慢性病管理的框架。慢性病模型中的关键要素：基于团队的服务、医疗服务的协调、强调患者作为医疗过程中完全平等的地位等关键概念是形成以患者为中心的医疗之家的基础。慢性病模式和医疗之家概念也帮助美国的全国家庭医学组织了解如何考虑改变门诊服务的实施方式，并促成了未来家庭医学的项目（Future of Family Medicine, FFM）和新的实践模式。新模型明确了几个目标：实施以患者为中心的团队方法、消除可及性的障碍、利用包括电子健康记录在内的先进信息系统、重新设计诊疗计划，使其更具功能性、关注质量和健康成果、加强实践财务和支付模式改革，以支持新的医疗服务。

3. 以患者为中心的医疗服务的规范期：21世纪以来

2007年，美国四个国家层面的医师组织（代表超过300000名医生和基本医疗利益相关者）——美国家庭医师学会（American Academy of Family Physicians, AAFP）、美国儿科学会（AAP）、美国内科医师学会（American College of Physicians, ACP）和美国骨科协会（American Osteopathic Association, AOA）——提出了以患者为中心的医疗之家的联合原则，见表2-2。

表2-2 以患者为中心的医疗之家联合原则

原则	含义
私人医生 （Personal Physician）	患者与提供首诊和全面医疗服务的私人医生保持着持续的诊疗关系
医生指导的医疗实践 （Physician-directed medical practice）	医生领导一个提供医疗服务的团队，他们共同负责患者的医疗
全人导向 （Whole-person orientation）	医生负责为患者所有生命阶段（包括临终关怀）提供患者所需要的医疗服务，包括急性、慢性和预防性服务，或负责安排转诊其他医疗服务提供者
协调和整合的医疗服务 （Care is coordinated and integrated）	医生和团队在复杂的医疗服务系统和患者所属社区的整个过程中协调医疗服务。通过综合数据促进医疗服务，以确保患者在需要的时间和地点接受基于临床证据、文化上适宜的服务
质量和安全：医疗之家的标志 （Quality and safety: hallmarks of the medical home）	医务人员富有同情心并与患者及其家人合作 以决策支持工具为指导 使用信息技术提供基于临床证据的医疗服务，衡量绩效，提供患者教育，加强沟通，并响应患者反馈 实践质量改进的关键原则
增强的可及性 （Enhanced access）	通过增强的医疗可及性，延长机构的营业时间，运用移动诊疗等新的方式，患者可以最大限度地获得医疗服务
支付改革 （Payment reform）	医疗服务的支付方式不仅需要支付医务人员进行的面对面的诊疗，还需要支付服务的协调、医疗技术的使用，以及提升医患交流等措施

另一个聚焦以患者为中心的医疗服务的研究机构，以患者为中心的基本医疗协作组织PCPCC（Patient-Centered Primary Care Collaborative）成立于2006年，旨在促进支持高绩效基本医疗的政策和最佳实践，以实现"四重目标"：更优质的医疗服务，更好的健康结果，更低的成本，以及提升临床医生和工作人员的工作满意度。PCPCC制定了以患者为中心的医疗服

务的实践标准和认证准则，为创建行业标准奠定了基础，该标准于2008年由国家质量保证委员会（National Committee for Quality Assurance, NCQA）采用，并于2011年和2014年更新，见表2-3。

表2-3　NCQA以患者为中心医疗之家标准

原则	含义
以患者为中心的可及性（patient-centered access）	及时获得基于团队的医疗服务，以满足患者和家属的日常和紧急医疗需求
团队医疗服务（team-based care）	使用文化和语言上适当的、基于团队的方法提供持续的医疗服务
人群健康管理（population health management）	使用基于完整患者信息和临床数据的全面健康评估信息和基于证据的决策支持系统来管理整个患者群体的健康状况
医疗服务管理和支持（care management and support）	根据需要系统地识别患者的健康需求；支持患者自我管理
医疗服务协调和医疗服务过渡（care coordination and care transitions）	系统地记录并协调医疗服务、基于设施的医疗服务和社区组织的医疗服务
绩效评价和质量改进（performance measurement and quality improvement）	使用绩效数据来识别改进机会并采取行动改善临床质量

上述以患者为中心的医疗服务的历史发展表明，"以患者为中心"是由一整套价值体系和原则所构成的系统服务体系，是对一个原本相对落后于医学科技发展且不够协调的医疗服务模式的反思与改进。当基本医疗通过以患者为中心的医疗服务体系提供且运作良好时，临床质量会有所提升，医疗服务的利用率和成本可以得到改进，从而提高医疗服务的价值。

第四节 | 以患者为中心的医疗：实现以人群健康为导向的全面照护

人群健康在不同环境中定义不同，在一个广义的理解上，人群健康被定义为"整个人群的健康状况及其影响因素"，即人群健康的研究应该包括人群健康状况研究、人群健康影响因素研究及两者之间关联性研究。在这里，我们将人群健康定义为管理大部分人群（通常是慢性病）的医疗服务，以确保他们在正确的时间、在正确的地点和花费适当的成本获得的医疗服务。通过实施以患者为中心的医疗服务，维持人群健康驱动实践有四个关键的成功因素。

（1）医师领导力（Physician Leadership） 这是成功的最关键因素。一个医疗机构必须明白，医生也会像其他任何群体一样对激励作出回应。因此，确保医生具有强有力并且充足的领导力意味着必须花费时间和精力以确保卫生服务接受者了解即将到来的医疗流程，并教育他们了解自身所特有的健康情况、财务约束及其他个人状况。

人群健康管理的最终目标是全人群的普遍健康状态，而优秀的医生领导力对这一不断发展的过程至关重要。

（2）调整财务激励措施（Align Financial Incentives） 其与医生领导力同等重要。采取基于服务项目付费的补偿模式对于一个力图构建有价值和意义的医疗组织来说是不利的，按服务项目付费会导致过度医疗，不利于医疗效率。因此，医疗计划需要将整体战略目标的设置与支付机制的设计相结合，以力图达到"基于价值的支付模型"，见表2-4所示。

表2-4　基于价值的支付模型的要素

原则	含义
捆绑式支付（bundled payments）	不是单独为医院、医生和其他服务支付费用，而是将与特定病症相关的服务、住院原因和时间组合在一起的付费标准
按人头付费（global capitation）	医疗费用支付机构与医院制定出以一个签约患者（即人头）为单位的支付额度，以这个支付额度为标准，按医院覆盖的人头结算给医院
团队医疗服务（team-work care）	一种基于团队的医疗模式，通常由基本医疗医生领导，该医生专注于整个人并提供持续、协调、综合和循证医疗服务。医生可以在按服务付费的支付之上获得额外的支付（例如，医疗服务协调和/或基于绩效的激励）
共享结余（shared savings）	通常要求医疗机构使用传统的按服务项目付费支付，并在年末将总支出与目标进行比较；如果医疗机构的支出低于目标，则可以分享一些结余作为奖金。或者是在患者评价的医疗质量优于平均水平时，则医疗服务的提供者会收到奖金
共担风险（shared risk）	作为共享结余的补充，如果一个医疗机构花费超过目标，它需要偿还这一部分差异作为惩罚
负面风险（downside risk）	如果患者并未出现优于平均水平的质量/成本结果，则医疗服务提供者将接受惩罚的模式
正面风险（upside risk）	如果患者出现优于平均水平的质量/成本结果，则医疗服务提供者将受到奖励的模式

（3）技术（Technology）　医疗服务的提供者需要能够获得全面的医疗服务数据以支持医疗服务的实践。大多数标准的电子病历系统都存在一定程度的缺陷，例如复杂的管理系统、与手写病历兼容性差等，使得医疗服务的提供者在具体工作中难以有效获取、整合和使用全面的医疗服务数据。此外，医疗保险付款的关系非常复杂，因为大多数医疗系统中的每个医疗服务提供方有多个付款人，每个付款人都将其费用表作为专有保护，不惜一切代价保密。因此数据的分享是一项艰巨的任务，但如果没有医疗服务的成本数据，医疗服务的提供者将无法进行有效管理。

（4）患者满意度（Patient Satisfaction）　识别患者满意度的第一个挑战是设计一个有效的调查并为实践提供信息。调查问题应该简明扼要，患者满意度调查不仅有助于改善临床实践，而且也可能意味着医疗筹资的成功与失败。

实现以人群健康为导向的全面照护是以患者为中心的医疗服务的重要目标，旨在医疗服务的提供团队负责解决患者的大部分身体、心理和行为的医疗需求，包括预防和保健、急症医疗服务和慢性病医疗服务。提供全面的照护需要医疗服务提供团队，包括医生、护士、药剂师、营养师、社会工作者、教育工作者和医疗服务管理人员的协助。规模较大的医疗机构一般会组建相对大型且多样化的团队，而较小的医疗机构则会通过联合社区中的医疗服务提供者来构建团队。每位患者都与提供医疗服务的个人医生保持着持续的关系，并也会从其他的专业团队接受转诊后的治疗。医生担任团队的领导者，他们持续照顾患者，而非医师人员则会参与到患者的自我管理当中去，并协调日常照护任务，例如血液检查或足部检查。

医疗团队的共同努力构建了基于身心健康的基本医疗照护体系。维护人群身体健康意味着以患者为中心的医疗服务负责满足大多数患者的身体健康的医疗服务需求。一些医疗机构可能将大型和多样化的医疗服务提供者团队聚集在一起，而其他医疗机构则将自己和患者联系到社区中的医疗服务提供者。在这个框架中，医生既是个人医生又是医疗服务团队的领导者，促使团队成员共同努力提供医疗服务。除了直接管理患者的临床状况外，医生还需要具备能力来管理医疗服务团队其他成员提供协调的医疗服务。

心理健康管理指在基本医疗的提供过程中通常会遇到处理心理健康问题的情况。有研究表明，几乎三分之一的患有疾病的成年人会有心理健康问题。以患者为中心、基于团队的医疗服务可以实现医疗人员与行为健康学家之间的协作，整合工作流程以支持识别和管理精神和行为健康障碍，特别是在易受伤害的患者群体中。抑郁症管理的 IMPACT（improving Mood-Promoting Access to Collaborative Treatment）模型是一种被广泛采用的方法，其将行为健康管理整合到基本医疗中。在操作上，该模型扩展了基本医疗团队，包括一名医疗服务经理，一名精神病学专家，以及在某些情况下需要临床心理学家以筛选和解决行为健康问题，促进基于证据的治疗方案。研究表明，在这种以团队为基础的治疗情绪障碍模型下管理的半数患者的抑郁症状减少了50%。

以患者为中心的医疗服务旨在负责满足以人群健康为导向的全面照护需求，实现以人群健康为导向的医疗服务不仅有助于提高整体医疗质量，同时也可以控制成本，这在卫生服务费用日益增长的环境下显得尤为重要。随着医疗服务系统从基于数量的医疗服务转变为基于价值的医疗服务，以患者为中心的医疗服务将有机会成为一种重要的医疗服务组织结构。

参考文献

［1］Szasz T S, Hollender M H. A contribution to the philosophy of medicine: the basic models of the doctor-patient relationship ［J］. AMA archives of internal medicine, 1956, 97（5）: 585-592.

［2］Rogers C R. The necessary and sufficient conditions of therapeutic personality change ［J］. Journal of consulting psychology, 1957, 21（2）: 95.

［3］Engel G L. The need for a new medical model: a challenge for biomedicine ［J］. Science, 1977, 196（4286）: 129-136.

［4］Mc Whinney I R. Through clinical method to a more humane medicine.// The task of medicine. ［M］.Menlo Park:The Henry J. Kaiser Family Foundation, 1988.

［5］Mc Whinney M D. Medical education, research, and scientific thinking in the 21st century （part one of three）［J］. Education for Health, 2000, 13（1）: 15-25.

［6］Longino Jr C F, Murphy J W. The old age challenge to the biomedical model: Paradigm strain and health policy ［M］. Cambridge: Cambridge University Press, 1995.

[7] Wilson H J. The myth of objectivity: is medicine moving towards a social constructivist medical paradigm? [J] . Family Practice, 2000, 17（2）: 203-209.

[8] Ashcroft R, Van Katwyk T. An examination of the biomedical paradigm: A view of social work [J] . Social work in public health, 2016, 31（3）: 140-152.

[9] Callahan L F, Pincus T. Education, self‐care, and outcomes of rheumatic diseases: Further challenges to the "biomedical model" paradigm [J] . Arthritis & Rheumatism: Official Journal of the American College of Rheumatology, 1997, 10（5）: 283-288.

[10] Balint E. The possibilities of patient-centered medicine [J] . The Journal of the Royal College of General Practitioners, 1969, 17（82）: 269.

[11] Byrne P S, Long B E L. Doctors talking to patients. A study of the verbal behaviour of general practitioners consulting in their surgeries [J] . Her Majesty's Stationery Office, 1976:194.

[12] Mc Whinney I. The need for a transformed clinical method [J] . Communicating with medical patients, 1989, 9: 25-40.

[13] Laine C, Davidoff F. Patient-centered medicine: a professional evolution [J] . Jama, 1996, 275（2）: 152-156.

[14] Stewart M. Towards a global definition of patient centred care: the patient should be the judge of patient centred care [J] . British Medical Journal, 2001, 322（7284）:444-445.

[15] Mol A. The logic of care: Health and the problem of patient choice [M] . New York: Routledge, 2008.

[16] Britten N. Does a prescribed treatment match a patient's priorities? [J] . Bmj, 2003, 327（7419）: 840.

[17] Laine C, Davidoff F. Patient-centered medicine: a professional evolution [J] . Jama, 1996, 275（2）: 152-156.

[18] Freidson E. Profession of medicine: a study of the sociology of applied knowledge [M] . Chicago: University of Chicago Press, 1988.

[19] Britten N. Medicines and society: patients, professionals and the dominance of pharmaceuticals [M] . New York: Palgrave Macmillan, 2008.

[20] Benson J, Britten N. Patients' views about taking antihypertensive drugs: questionnaire study [J] . Bmj, 2003, 326（7402）: 1314-1315.

[21] Epstein R M, Street R L. The values and value of patient-centered care

[J]. The Annals of Family Medicine, 2011, 9（2）:100-103.

[22] Royal Pharmaceutical Society of Great Britain, British Medical Association. Teamworking in primary healthcare realizing shared aims in patient care [R]. Final Report. London: The Society and the Association, 2000.

[23] McWhinney I. The need for a transformed clinical method [J]. Communicating with medical patients, 1989, 9: 25-40.

[24] Lorig K. Self-management of chronic illness: a model for the future [J]. Generations, 1993, 17: 11-14.

[25] Britt E, Hudson S M, Blampied N M. Motivational interviewing in health settings: a review [J]. Patient education and counseling, 2004, 53（2）: 147-155.

[26] Stewart M. Patient-centered medicine: transforming the clinical method [M]. Oxford :Radcliffe Publishing, 2003.

[27] Bleakley A, Boyden J, Hobbs A, et al. Improving teamwork climate in operating theatres: the shift from multiprofessionalism to interprofessionalism [J]. Journal of interprofessional care, 2006, 20（5）: 461-470.

[28] Smith R. Limits to medicine. Medical nemesis: the expropriation of health [J]. Journal of Epidemiology & Community Health, 2003, 57（12）: 928-928.

[29] Parsons T. The social system [M]. New York: Psychology Press, 1991.

[30] Crotty M. The foundations of social research: Meaning and perspective in the research process [M]. Thousand Oaks: Sage, 1998.

[31] Dewing J, Eide T, Mc Cormack B. Philosophical Perspectives on Person-Centeredness for Healthcare Research//Person-Centered Healthcare Research [M]. New York: John Wiley & Sons, 2017: 19.

[32] Mc Cormack B, Mc Cance T. Person-centered nursing: theory and practice [M]. New York: John Wiley & Sons, 2011.

[33] Rorty, A. The identities of persons [M]. Berkeley :University of California Press, 1976.

[34] Flicker L. Dementia reconsidered: The person comes first [J]. Bmj, 1999, 318（7187）: 880.

[35] Shapere D. The structure of scientific revolutions [J]. The Philosophical Review, 1964, 73（3）: 383-394.

[36] Ayer A J. Freedom and necessity// Philosophical essays. [M], Lon-

don:Palgrave Macmillan, 1972: 271-284.

［37］Kant I. Grounding for the metaphysics of morals ［J］. Perspectives In Bus Ethics Sie 3E, 1981: 18.

［38］Frankfurt H G, Watson G. Freedom of the Will and the Concept of a Person ［M］. Oxford :Oxford University Press, 1982.

［39］Kierkegaard S. Either/or: A fragment of life ［M］. London :Penguin UK, 2004.

［40］Rogers C R. On becoming a person: A therapist's view of psychotherapy ［M］. Dublin :Houghton Mifflin Harcourt, 1995.

［41］Sia C, Tonniges T F, Osterhus E, et al. History of the medical home concept ［J］. Pediatrics, 2004, 113 （Supplement 4）: 1473-1478.

［42］American Academy of Pediatrics. Committee on Standards of Child Health Care, Council on Pediatric Practice （US）. Standards of child health care ［M］. Washington: American Academy of Pediatrics, 1977.

［43］Institute of Medicine. Committee on Quality of Health Care in America. Crossing the quality chasm: a new health system for the 21st century ［J］. National Academies Press, 2001.

［44］Wagner E H, Austin B T, Von Korff M. Organizing care for patients with chronic illness ［J］. The Milbank Quarterly, 1996: 511-544.

［45］Future of Family Medicine Project Leadership Committee. The future of family medicine: a collaborative project of the family medicine community ［J］. The Annals of Family Medicine, 2004, 2 （suppl 1）: 3-32.

［46］Arend J, Tsang‐Quinn J, Levine C, et al. The patient‐centered medical home: history, components, and review of the evidence ［J］. Mount Sinai Journal of Medicine: A Journal of Translational and Personalized Medicine, 2012, 79 （4）: 433-450.

［47］Kindig D, Stoddart G. What is population health? ［J］. American journal of public health, 2003, 93 （3）: 380-383.

［48］Goodell S, Druss B G, Walker E R, et al. Mental disorders and medical comorbidity ［J］. Robert Wood Johnson Foundation, 2011, 2:2001-2003.

［49］Unützer J, Katon W, Callahan C M, et al. Collaborative care management of late-life depression in the primary care setting: a randomized controlled trial ［J］. Jama, 2002, 288 （22）: 2836-2845.

第三章

以患者为中心的医疗模型与措施

第一节 │ 慢性病管理模型

慢性病是一种持续或长期的健康状况或疾病。美国国家慢性病预防和健康促进中心（National Center for Chronic Disease Prevention and Health Promotion，NCCDPHP）将其定义为持续1年或更长时间的病症，其限制了日常生活活动或者需要持续的医疗护理或者两者兼而有之，常见的慢性病有心脏病、高血压、高血脂、糖尿病、慢性肝病等。

慢性病常见易发，已是全球疾病性死亡中的首要原因。根据世界卫生组织所发布的《2018年世界卫生统计报告》显示，在2016年，慢性病使全球超过4000万人失去生命，占各类死亡人数的71%。在我国，《中国居民营养与慢性病状况报告（2015年）》显示，慢性病已成为我国居民死亡的首要因素，占各类死亡人数的86.6%。在各类慢性病疾病中，心脑血管病、癌症和慢性呼吸系统疾病位居前列，其中高血压和糖尿病在全国18岁以上成年人中的发病率为25.2%和9.7%，均高于世界同期平均水平。在美国，根据Ward等的调查，在2012年美国成年人中近一半患有一种或多种慢性疾病，患有两种以上慢性病的人占比高达25%。并且慢性疾病的治疗和医疗服务耗时长，所需医疗费用昂贵，Hazel等称，慢性病患者的医疗费用在总体医疗费用中可以占到85%以上。

因此，为了应对严峻的慢性病问题，改善慢性病的治疗结果，降低慢病患者的医疗费用，国内外探索了几种慢性病管理模型，并在实践中取得了良好的效果，下面分别予以介绍其中的两种。

1. 慢性病管理框架

20世纪90年代，Wagner等提出了一种全新的慢性病管理框架（Chronic Care Model, CCM），见图3-1。CCM主要包括六大要素，即医疗卫生组织、服务提供系统、决策支持、临床信息系统、自我管理支持及社区资源和政策。其核心的两大主体是准备完善且积极实践的医疗团队和知情并主动参与的患者，CCM主张应在两大主体之间建立高效的互动，从而改善慢性病的医疗结果，降低医疗费用。

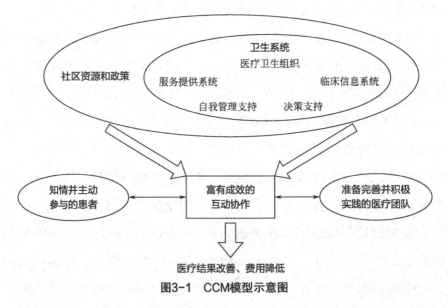

图3-1　CCM模型示意图

来源：Wagner E H, Austin B T, Von Korff M. Organizing care for patients with chronic illness[J]. The Milbank Quarterly, 1996: 511-544.

医疗卫生组织指整个医疗系统的组织架构，如专科医疗组织和全科医疗组织的职责划分和衔接方式。医疗卫生组织将慢性病管理作为组织的重要目标，并依据相应的标准提供经济激励，促使整个组织更加积极主动地实现更好的慢性病管理。作为CCM的关键要素，服务提供系统指医疗团队的预约、就诊、医疗服务等整个流程的安排，还包括人员组成与分工等。决策支持，则为需要做出医疗决策的医护人员提供患者相关信息及前沿治疗方法。临床信息系统不仅需要包括患者的病情、病史等资料，而且需要服务于医疗团队的预约、反馈等功能，及时向患者发送提醒，允许患者通过信息系统进行查询与反馈。自我管理支持则需要医疗团队为患者进行自我管理提供支持，包括必要的信息及指导等。社区资源和政策构成患者进行自我管理所处社会环境的重要部分，社区应当为患者提供更多支持，形成积极的环境。

CCM实际是在整合协调的医疗卫生系统下，由一支团队构成合理、能够满足患者基本医疗需求的团队，为患者提供高质量、方便可及的医疗服务。借助互联网和信息技术，从预约、就诊到后续医疗服务工作的整个医疗过程，都方便快捷、人性化，而每次就诊和医疗服务记录均会进入信息系统为下一次医疗决策提供支持。CCM非常重视患者自身的作用，团队中配有专门的医师，负责使患者充分知晓自己的病情、牢记医嘱，并在患者需要的时候提供专业指导。

CCM自被提出后，各地进行了一定的探索和尝试，多位学者的研究成果发现，CCM确实能够改善慢性病的医疗结果、降低医疗成本，且可以通过平时的预防保健降低美国慢性病的发生率。因此，该模型已得到广泛运用，早在2001年时就已用于300多个医疗服务系统，以及糖尿病、高血压等多种慢性疾病的管理中。也有学者对CCM模型进行了一定调整，使之更适合脊椎病、风湿性心脏病等特定疾病的治疗和管理。

2. 慢性病条件下的创新性医疗服务

为了将社区资源和政策与医疗卫生组织联系起来，从而更符合中低收入国家的实际情况，世界卫生组织开发了慢性病条件下的创新性医疗服务

（Innovative Care for Chronic Conditions，ICCC）框架，见图3-2。相比于CCM，ICCC运用政策将社区和医疗卫生系统联系起来，在人力资源、物资、宣传和立法等方面提供政策保障，巩固其合作关系。ICCC框架中所描述的积极政策环境主要包括加强部门间的协作、加强相关立法、加强对医护人员的培训与开发、确保稳定资金支持、统筹政策、统筹领导与大力宣传等方面。世界卫生组织指出，政府部门之间的协作、非政府卫生部门（如私人诊所和慈善机构）的支持与配合等，均可能影响到人民的健康和慢性病的预防与管理。以职业病的预防为例，农业部门、劳动保障部门等出台措施或许比医疗卫生部门更有效。除此之外，制定慢性病相关的法律和法规，也是必要的。以国内为例，《中华人民共和国广告法》全面禁止发布烟草广告、禁止向未成年人发送烟草广告，并且规定酒类广告中不能诱导饮酒、宣传无节制饮酒。统筹政策则是指针对某个人群而不是特定疾病，包含预防、干预等策略的慢性病管理综合性政策，可以减少因重复设置、资源分散等导致的资源利用效率低等现象。

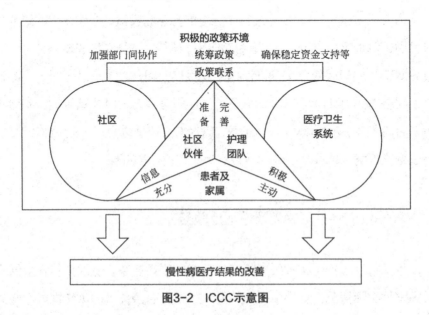

图3-2　ICCC示意图

社区在慢性病管理的过程中可以发挥诸多作用。如提高居民对慢性病及影响因素的意识、为慢性病患者提供支持、协调社区资源开展慢性病管理工作、配合医疗卫生组织的工作等。医疗卫生组织在ICCC框架中发挥的作用则与CCM模型中大体一致。

但目前ICCC框架在中国的实施尚处于起步阶段，袁莎莎等结合12家社区卫生服务中心的实际情况，从宏观、中观、微观三个层面具体分析ICCC框架在我国的实践情况，结果发现只有医疗卫生组织的实践情况相对较好，而政策和社区方面仍不完善。

第二节 │ 实施以患者为中心的医疗服务的关键要素

相比于CCM和ICCC框架，在二者基础上发展起来的以患者为中心的医疗之家（patient-centered medical home, PCMH）模式，更加注重患者的作用，将患者置于整个医疗系统的中心位置，明确指出医疗服务应以患者为中心。2007年，包括美国家庭医师学会（AAFP）在内的四个国家性的医疗学会为整合医疗系统，采用了共同的PCMH原则。这七条原则分别是私人医生、医生指导的医疗实践、全人导向、协调和整合的医疗服务、质量和安全、增强的可及性、支付改革。

1. 私人医生

在PCMH模式下，医疗系统包括全科医疗环节和专科医疗环节、全科医疗服务由全科医疗机构提供，其中不可缺少的是全科医生。为更好地提供以患者为中心的医疗服务，每位患者都可以自主选择一个特定医疗机构和私人医师。这位全科医生将对患者长期负责，因此医生会更加了解患者的病史、家庭背景、个人偏好、文化和价值观，从而在诊疗过程中更加得心应手。患者也会更加了解医生的工作习惯、诊疗风格，更加信任医生的专业水平。彼此相熟后，医患之间将有更多的共同语言，能够建立起和谐的关系。

2. 医生指导的医疗实践

PCMH的第二个基本要素就是由全科医生领导的医疗团队。PCMH的目标之一是为患者提供综合的、协调的医疗服务，包括诊疗、医疗服务、急诊等各项基本医疗服务，此外PCMH还需要联系专科医院、社区、患者家庭等多方主体。要实现这些目标，不可或缺的是一个医疗团队。全科医疗机构在实践中可以根据它们自身的规模等具体情况，选择最合适的方法和规模，选择医疗团队成员，决定团队分工。因此，实践中医疗团队的规模和组成成员不尽相同。不同的成员在团队中发挥不同的作用，比如由医师和药剂师组成的团队，由于药剂师具备更加专业的药学知识，对药物用途和组合使用更加熟悉，因此擅长对药物治疗方案进行简化，并且可以更准确地发现治疗方案中药物的不良反应。这对于需要比较复杂的药物治疗方案的病例，管理难度会有所降低。而这种团队组合模式已经被证明，其对于改善慢性病管理和患者出院后的医疗服务与恢复有显著效果。

3. 全人导向

PCMH主张的"以患者为中心"，强调全人导向，即将患者当作一个完整的人来考虑。它试图为患者提供尊重患者各方面需求的关系型医疗服务，医护人员尊重每一位患者的个人偏好、文化和价值观，并与患者建立良好的关系，在此基础上提供个性化的医疗服务。患者处在医疗系统的核心位置，在整个医疗过程中作为与医护人员地位平等的伙伴参与医患沟通、医疗决策、医疗服务计划实践等过程。上面所说的私人医师和医疗团队为全人导向的医疗服务提供了实现可能性，不仅能更深入地了解和考虑患者需求，还能够为患者提供更加全面、整合的医疗服务。在实践中医疗计划的制订和实施过程能够综合考虑患者的文化背景和治疗经历，尊重患者自己的选择与决定。

4. 协调和整合的医疗服务

如果不将分散的医疗系统加以整合，使其为患者提供全面的医疗服务，以患者为中心的医疗服务很难完全实现。医疗系统整合后，将由一个全科医疗机构系统地满足患者的预防、慢性病医疗服务、急诊等各方面的需求，也为患者安排转诊及出院后医疗服务。患者及家属只需要与该医疗机构联系，就会有医疗团队根据患者的实际情况做出最合适的安排。医疗团队中的成员发挥各自的作用，全科医生能够满足患者基本的医疗服务需求；医疗助理能够对患者进行医疗服务知识教育，协助患者完成医疗服务计划；有些医疗团队甚至能够提供上门诊断服务。全科医疗和专科医疗机构也被整合到一个体系中，机构间通过信息系统共享转诊患者的相关信息，保持畅通的交流，以便调动多方的医疗资源为患者服务。无论是转诊到医院，或者是出院后回全科医疗机构进行康复、医疗服务，患者都不需要再进行多方协调和联系。

5. 质量和安全

美国全科医疗机构大多属于私立机构，为了保障医疗服务质量和安全，PCMH的资格认证由美国国家质量保障委员会（National Committee for Quality Assurance，NCQA）进行。认证标准主要有六条，包括以患者为中心的程度、团队医疗服务、人群健康管理、医疗服务管理与支持、绩效评估和质量提高。由国家权威机构统一把控执业资格，这为医疗服务的质量和安全提供了强有力的保障。NCQA的认证系统强调医疗机构服务的不断改进和持续完善，由于认证标准明确且具体，因此没有得到最高水平资格认证的医疗机构通过认证标准可以知道应该在哪些方面进一步完善。此外，PCMH重视患者体验和满意度，并将其作为一项评估标准，从而促进医疗机构不断提高医疗服务质量，注重患者的感受和体验。

6. 增强的可及性

以患者为中心的医疗服务一个必备要素就是服务的可及性，只有当患者能够便捷迅速地享受到这种服务时，以患者为中心的医疗服务才有存在的意义。这种可及性通过医疗团队中的接待人员和信息系统实现。全科医疗机构可以通过延长医护人员在机构中的工作时间，或者提供全天的电话接待或网络接待等服务，缩短患者的等待时间，满足急诊等紧急需求。团队中的人员在医疗服务计划的实行过程中始终与患者保持沟通，通过随访电话及时了解患者情况，并解决患者遇到的困难。如果患者需要预约门诊，可以通过信息系统随时预约，医生助理将协调安排全科医师的会诊时间，尽量减少每一位患者的等待时间。

7. 支付改革

支付改革的核心在于如何在医疗支付方与服务供给方中实现长期和可持续的动态平衡，从PCMH模式的建立周期来看，支付改革处于至关重要的地位。对于支付方来说，支付改革应使其认识并且承认以患者为中心的医疗服务所具有的重大价值，因而乐于为其付费；而对于服务供给方而言，支付改革应该提供一整套安全、便捷的支付系统及其相应的激励体系，以调动医护人员的工作积极性。支付改革的措施可以包括实行基于绩效的支付方式、以团队为核心的结算模式、基于病种的付费方式等。

第三节 | 以患者为中心的医疗服务措施

以患者为中心的医疗服务措施为患者提供了医疗服务的便利性，提高了医疗服务的可及性，同时也为高质量的医疗服务活动提供了基础。在本节我们主要介绍其中三个重要方面，包括信息系统支持、自我管理支持和可及性支持，并分别阐释其具体的服务措施。

1. 信息系统支持

医疗系统的整合离不开一个完善的信息系统的支持。信息系统收集并整合患者信息，包括是否有家族病史、诊疗经历、症状等，而这些信息不仅可以为医护人员提供医疗服务的决策支持，还可以保障全科医疗和专科医疗之间双向转诊的顺利实现，此外也可以为人群健康管理、制订医疗实践目标提供信息支持。首先，患者进入医疗机构以后，将进行基本信息的登记；每次检查结束后，信息系统将更新患者的健康数据。当医护人员为患者制订医疗服务计划时，信息系统中的数据可以为他们提供决策依据。并且当信息系统进一步完善后，患者的电子病历可以按照疾病名称和症状进行分类，当下一位患者出现类似症状时，医护人员只需要在信息系统中检索关键词就可以获取相关病历，为他们进行新的诊疗提供参考。第二，信息系统将为医疗系统的整合提供保障。通过信息系统共享需要转诊或者办理出院的患者信息，医疗团队和专科医院可以形成高效便捷的合作，为患者提供整合、协调、持续的医疗服务。第三，信息系统可以为慢性病患者制订更加准确的医疗服务目标。针对患有某种慢性疾病的人群，可以从患者病历中收集信息，依据较权威的健康指标确定医疗服务和人群健康管理的目标。美国国家质量保障委员会（NCQA）建立了数据和信息库，可以提供较权威的指标。在这些目标的指导下，医护人员可以从过程（如定期组织患者进行检查）和结果（患者的健康指标）两方面来衡量人群健康管理的目标实现程度。这也可以作为衡量医疗机构绩效水平的指标，促使医疗机构提供更高质量的服务。借助互联网和现代科技，信息系统还可以为患者提供更多支持和服务。比如，通过信息系统发送短信，或通过手机警报提醒患者定期服药或进行检查，以及其他需要长期坚持的恢复活动。例如，糖尿病患者进行自我管理时，借助信息系统对患者体重控制、戒烟、定时服药等进行干预较为有效。另外，通过利用健康信息技术（health information technology，HIT），可以为患者安排预约和医疗服务，根据医护人员的具体能力确定服务患者的数量，监测医疗服务计划的实施，通过计划实施进展及行动的记录等指导团队的医疗服务提供过程，为医患提供交流平台，并提供决策支持。

远程医疗也逐渐被应用到医疗实践中。以糖尿病为例，Tang等对糖尿病患者进行了疾病在线管理的对照试验，让实验组接受包括反馈血糖仪读数、健康总结报告等在内的7个在线管理措施，一年后发现实验组在胆固醇值控制、对糖尿病的了解等效果优于对照组，说明在线管理的措施与反馈对糖尿病的医疗服务确实是有一定效果的。医患远程视频会议也能给医患带来更好的服务体验，通过远程视频会议，患者和医护人员之间的沟通更加便利，患者在家里就可以和医护人员共享信息，向医护人员提出问题并与他们讨论，不仅可以节省时间成本，还可以节省交通成本。远程医疗和远程视频会议对慢性病患者、无法离家的患者或其他特殊情形的患者尤其有效，也给他们带来很多便利。

2. 自我管理支持

为了便于患者进行自我管理，医疗系统提供了一系列支持。首先，医疗系统通过电话和互联网为患者提供自我管理过程中的咨询支持。比如设立戒烟电话热线，让吸烟的患者参加戒烟咨询会、经验分享会等类型的活动，增大患者的戒烟概率。医疗系统还开发了一系列自我管理模型，如Prochaska-DiClemente行为变化的跨理论模型，针对需要进行自我管理的患者，将他们按行为表现分为不同阶段，提供与每个阶段相适应的咨询支持：对处在初步考虑改变自身行为阶段的患者，可以使用介绍性的海报吸引他们；对那些已经进一步思考改变的患者，则通过一些成功案例鼓励他们；对准备开始改变行为的患者，可以为他们提供自我评估工具，便于了解自己的状况、确定改变行为后健康状况是否有所改善；对采取了自我管理行为的患者，给予指导的手册并派医疗团队成员监测患者医疗服务计划的进展。而斯坦福慢性病自我管理计划（Stanford Chronic Disease Self-Management Program，CDSMP）则将自我管理所需的技能教给患者，指导患者进行恢复活动。

3. 可及性支持

为了给患者提供更加便利可及的医疗服务，医疗机构有多种实践策略。在上班时间，医疗团队将合理安排预约患者及医护人员的会诊时间，并且提供电话、电子邮件咨询和远程医疗服务。另外，在医疗机构实行轮班制度，夜晚和周末安排医护人员值班，为患者提供紧急服务；通过信息系统，预留急诊的联系方式，使得医疗机构下班后患者也能随时联系上急诊的医护人员。医疗机构中设置的咨询电话和急诊电话，以及前文中提到的远程医疗和远程视频会议，均能增强医疗服务的可及性。当患者因特殊情况无法前往医疗机构与医护人员进行当面会诊时，医疗团队还可以安排专业人员上门服务，通过信息系统与医生沟通后，为患者制订医疗服务计划。当患者存在经济困难时，医疗团队可以指导和协助患者购买医疗保险。患者转诊及出院以后，医疗团队也将通过电话等方式，跟进医疗服务计划的实施，大大提高了医疗服务的可及性。

实践中以患者为中心的医疗服务还包括很多具体措施，如整合的医疗服务、团队医疗过程、医患沟通和医患共同决策，本节中不再详细介绍。

第四节 | 整合的医疗服务模式

随着现代社会生活节奏的加快和生活压力的加大，医疗系统的割裂和医疗资源的分散给患者带来了极大的不便，尤其是给慢性病管理带来了极大的难度，可能会导致医疗服务资源配置不均衡，增加医疗成本。患者不仅需要有质量的医疗服务，还需要整合的医疗服务。Peek将整合的医疗服务定义为针对某一特定人群，由一支包括全科医师和临床医生的医疗团队，与患者及其家属共同努力，采用系统的、低成本的方式，为患者提供以患者为中心的医疗服务。

一方面，这支医疗团队必须能为患者提供多方面的医疗服务，满足患者的基本需求，包括急诊、预防、基本医疗服务等。如针对糖尿病而言，首先医疗团队必须帮助其签约居民了解糖尿病的相关知识和预防措施，从源头上减少糖尿病的发生。当出现糖尿病患者时，医疗团队必须对其进行及时适当的诊断，制订合理的治疗和医疗服务计划；需要安排医务人员对患者进行指导，以便其开展自我管理；需要定期会诊和监测健康指标的变化，及时调整医疗服务计划；如果出现患者糖尿病突然发作的情况，医疗团队必须能对其进行紧急诊断和治疗。全科医疗团队需要解决患者的大部分医疗需求，能对大部分常见的疾病、慢性疾病做出合适的诊治计划和医疗服务、预防计划。一旦患者病情严重或者疾病种类疑难，全科医疗团队无法解决时，这就涉及了整合的医疗服务模式的另外一个极为重要的方面，即全科医疗和专科医疗环节的双向转诊。

对于全科医疗向专科医疗的转诊而言，很多地区并未建立这种转诊制度。因此在优质医疗资源稀缺且医疗系统分散的国家，就诊秩序往往较为混乱，患者对于医疗机构拥有自由选择权，但又缺乏必要的医疗知识，因而往往选择优质医疗资源较多的医疗机构。顶级专业医师的门诊被大部分患常见疾病的患者挤满，而专科医疗机构的床位被慢性病患者长期使用，这不仅会导致诊疗秩序混乱，也会降低优质医疗资源的利用效率。这正是我们整合医疗系统的必要性之一。整合的医疗服务模式要求患者在全科医疗组织进行首诊，全科医疗团队认为患者需要转诊到专科医院时，会迅速与相应的专科医院联系，直接转诊至对应科室，并与专科医生共享患者信息，以便为患者制订合适的治疗方案。这不仅能提高整个医疗系统的效率和医疗资源的利用率，也能更好地为患者提供适当的医疗服务，节省时间成本和医疗费用。

患者出院的转诊则更为重要，一方面全科医疗团队拥有更加专业的医务人员和流程安排，同时当病后恢复和慢性病管理在全科医疗组织进行时，医院的专科医师和床位等医疗资源才能为之后转诊进来的患者服务。而出院后的转诊现状仍存在诸多问题，Lysons 等对医疗保险受益人进行了调查，发现31%的患者出院后进行了两次及以上的转移，实际上很多患者的信息可能在这样一次次转诊中有所丢失，且无法接受连续的医疗服务。在一个割裂的医疗系统中，不同的医疗卫生组织缺乏有效沟通，信息无法联通，没有专业的医护人员进行医疗服务计划的协调。因而每次转诊可能均需要重新诊断和了解患者的各方面信息，再加上不同的医师可能有不同的想法，因此很可能不断改变医疗服务计划。当没有医护人员指导时，由于患者缺乏足够的医疗知识，自我管理存在一定难度，患者无法根据自身情况斟酌药物用量，无法清楚地知道自己应该询问医生的问题、应该进行哪些恢复活动，可能未及时完成相应的检查和门诊，这些因素都可能导致刚出院不久的患者再次入院。而整合的医疗服务模式则通过全科医疗团队为患者安排出院，以及出院后持续护理等事宜。医疗团队可以为患者进行有效的医疗服务协调，在患者从诊断到最终恢复，期间始终与相应的医疗人员保持沟通，不仅可以避免再次住院，而且可以减少医疗错误和重复的检查，从而改善医疗结果，提高患者满意度。在整合的医疗服务模式下，当患者还在住院时，专科医生及时为患者制订出院计划，与医疗团队共享患者信息，从而确保团队清楚地知道患者预计出院日期，并及时联系患者家属，三方之间始终保持沟通；为患者安排出院时，医疗团队会向专科医生及药剂师等人了解患者所用药品的功效、服用时间、副作用等，避免出现药物使用错误；另外需要对患者进行教育，了解患者需求和心理状况，确保患者对自身情况充分了解且能够进行自我管理；患者出院后直到恢复，医疗团队的后续跟进至关重要，通过电话、门诊等方式，医护人员及时给予患者指导和帮助，提醒患者进行必要的检查和恢复活动，确保患者遵从医嘱；医疗团队及时更新患者的各项健康指标，有需要的话，根据患者的实际情况调整医疗服务计划。

整合的医疗服务模式可以改善健康结果，增加医疗服务的可及性，为预防工作提供平台。要实现全科医疗和专科医疗的双向转诊，必须整合医疗系统，宏观上必须建立制度保障，鼓励全科医疗和专科医疗机构相互协作，为双向转诊提供经济激励；同时需要培养专业的协调员，负责了解患者需求并协调全科医疗和专科医疗环节的对接；医疗系统的整合及患者的双向转诊，一个关键要素在于信息，只有建立整合联动的信息系统，才能确保转诊顺利进行及后续医疗服务工作的进行；全科医疗机构和专科医疗机构必须建立良好的沟通，就患者双向转诊达成一致，并将相关事宜交接清楚。

第五节 ｜ 以患者为中心的医疗服务的实施策略：
团队医疗过程

在医疗服务提供中，以医疗团队为单位向患者提供服务日益成为大势所趋。无论是CCM、ICCC框架，还是PCMH，都强调医疗卫生组织必须具备一支全科医生领导的医疗团队。早在2001年，美国国家医学院就强调了全科医疗团队的重要性。要构建整合的医疗系统，全科医疗环节必须更好地提供以患者为中心的医疗服务。而基于团队的医疗服务提供模式，在医疗实践中不仅可以改善治疗效果，降低相关成本，而且可以提高

全科医生和医疗团队成员的职业满意度。2010年，美国内科医学委员会
（American Board of Internal Medicine）将团队医疗定义为至少由两名医疗
人员组成的团队，与患者及其家属协同，向患者提供高质量的医疗服务。
医疗团队的组成人员可能会依据实际情况的不同而有所变化，可以由一名
全科医生和一名或多名医生助理组成；有些团队中可能会有药剂师，还可
能会有护士、社会工作者或健康教练，更大的团队还可能有心理学家、专
业的治疗师等。医疗团队的各名成员互相协作，职能互补。医生助理将合
理地安排医生的门诊时间，并根据医生的指示为患者准备治疗和医疗服务
计划，联系患者后续事宜，确保患者了解自己的情况及医嘱；药剂师具备
更专业的药品相关知识，对于药品的用途、副作用等了解较为全面，也可
以根据患者的具体情况选择尽可能简单、具有更高效益的药品使用方案；
护士则更加擅长护理和病后恢复；社会工作者、心理学家等可以更加全面
地考虑到患者的心理、社会等各个方面的需求，更加尊重患者；健康教练
或者咨询顾问可以为患者自我管理提供更专业的支持，可以通过定期组织
健康讲座等方式进行疾病预防的宣传教育，也确保患者遵从医嘱。

　　团队医疗过程的起点在于患者选择全科医疗机构并将自己的信息登记
在医疗机构的信息系统中，接待人员将信息录入后，患者真正成为医疗团
队的服务对象。借助现代信息技术和互联网，患者可以方便地预约门诊或
其他服务。预约快到期时，医疗团队会通过信息系统向患者发送提醒。会
诊前医生助理会将患者基本信息、症状、病史等信息递交给全科医生，并
在会诊时记录治疗方案、注意事项；每次会诊后均会更新患者信息，定
期检测患者的各项指标变化为治疗和医疗服务计划的制订提供信息支持。
对于慢性病患者，会诊后全科医生和药剂师等共同协商，为患者制订长期
医疗服务计划，由健康教练或者医疗服务咨询员对患者进行教育，使其掌
握一定的慢性病管理的知识，充分了解药品的使用方法、定期开展的恢复

活动、饮食方面的注意事项等。例如对糖尿病患者，医疗团队的专业人士将日常饮食禁忌、少量多餐、定期测量血糖值等需要患者进行自我管理的事项告知患者及其家属。咨询员始终与患者通过电话、邮件等方式保持联系，确保专业医护指导的可及性。当患者需要转诊到专科医院时，医疗团队成员会充当起连接医院、全科医疗组织、患者及家属三方的纽带，协调专科医生会诊、住院、出院、出院后医疗服务等各项事宜；从开始转诊到出院医疗服务等一系列事宜中，均会有团队成员协助患者安排好后续进程，保障整个医疗过程的连续性。

在这样一个系统的团队过程中，患者不必再做重复的检查，不必进行多次转诊。一个功能较齐全的团队，更是可以为患者提供全方位的照护，使得医疗系统提供的医疗服务协调、连续、安全和高质量，提高患者满意度，在医患之间建立和谐的人际关系。在美国西雅图实施的团队综合医疗（Group Health Medical Home）在十余年的慢性病管理实践过程中，已经被证实可以改善患者治疗效果。Erickson 等指出，随着健康的学习者模式应用范围从最初的慢性病儿童逐渐扩大到哮喘和糖尿病患者，其中的一个重要内容，即团队医疗服务优势逐渐显现出来。在糖尿病患者的管理中使用团队医疗服务模式已经在国际上有较多实例，有证据显示，团队医疗服务模式确实可以改善糖尿病患者的健康状况，提高他们的自我护理和糖尿病控制能力。还有学者指出，团队医疗服务模式可以降低糖尿病患者的住院率。而美国国家卫生研究院对于糖尿病教育项目，专门发布了团队医疗服务指南，以解决糖尿病管理中存在的问题，提出了组建成功的医疗服务团队的策略框架。另外，团队医疗服务模式也被广泛应用于心力衰竭及慢性疼痛的管理，已经有很多模型用于指导其实践。荷兰还建立了帕金森病的综合网络，涵盖了全科医生、护士、神经病学家等各方面医疗专业人士，组织开展帕金森病患者的照护，提高了患者满意度，同时降低了医疗成本。

对于医疗系统的工作人员而言，团队医疗过程可以减少他们的职业倦怠，提高他们的工作满意度，而且可以增加他们的收入，降低成本。在一个医疗团队中，每个成员都可以在自己最擅长的领域工作，发挥出每个人的长处；分工明确，流程清晰，每个成员都清楚地知道自己在团队中的定位，明确应该做什么、如何去做。对于患者的病情，每一位成员都有发言权，都可以在自己的专业方面发表看法，共同协商制订最适合患者的医疗服务计划。患者满意度提高后，医患之间的关系也会更加和谐，医患纠纷减少，因而无论是团队成员之间还是医患之间，都互相信任彼此熟悉。

参考文献

［1］National Center for Chronic Disease Prevention and Health Promotion, Available from: https://www.cdc.gov/chronicdisease/index.htm.

［2］World Health Organization, World Health Statistics 2018, 2019. Available from: https://www.who.int/gho/publications/world_health_statistics/2018/en/.

［3］国家卫生和计划生育委员会,中国居民营养与慢性病状况报告,2015. 访问网址: http://www.nhfpc.gov.cn/jkj/s5879/201506/4505528e65f3460f-b88685081ff158a2.shtml.

［4］Ward B W, Schiller J S, Goodman R A. Peer reviewed: multiple chronic conditions among us adults: a 2012 update ［J］. Preventing chronic disease, 2014, 11：E62.

［5］Tapp H, Dulin M, Plescia M. Chronic disease self-management: Chronic Illness Care. ［M］, Cham :Springer, 2018: 29-40.

［6］Wagner E H, Austin B T, Von Korff M. Organizing care for patients with chronic illness ［J］. The Milbank Quarterly, 1996: 511-544.

［7］Sheesley A P. Counselors within the chronic care model: supporting weight management［J］. Journal of Counseling & Development, 2016, 94（2）: 234-245.

［8］Coleman K, Austin B T, Brach C, et al. Evidence on the chronic care model in the new millennium［J］. Health affairs, 2009, 28（1）: 75-85.

［9］Elissen A M J, Steuten L M G, Lemmens L C, et al. Meta-analysis of the effectiveness of chronic care management for diabetes: investigating heterogeneity in outcomes［J］. Journal of evaluation in clinical practice, 2013, 19（5）: 753-762.

［10］Bodenheimer T, Chen E, Bennett H D. Confronting the growing burden of chronic disease: can the US health care workforce do the job?［J］. Health affairs, 2009, 28（1）: 64-74.

［11］Glasgow R E, Tracy Orleans C, Wagner E H, et al. Does the chronic care model serve also as a template for improving prevention?［J］. The Milbank Quarterly, 2001, 79（4）: 579-612.

［12］孔静霞, 王婷, 王红妹. 慢性病保健模型在慢性病管理中的应用与评价［J］. 医疗服务与康复, 2016, 15（11）:1058-1061.

［13］Fremion E, Morrison-Jacobus M, Castillo J, et al. A chronic care model for spina bifida transition［J］. Journal of pediatric rehabilitation medicine, 2017, 10（3-4）: 243-247.

［14］Marijon E, Mirabel M, Celermajer D S, et al. Rheumatic heart disease ［J］. The Lancet, 2012, 379（9819）: 953-964.

［15］袁莎莎, 王芳, 李陈晨, 等. 基于 ICCC 框架的社区卫生服务机构慢性病管理研究［J］. 中国卫生政策研究, 2015, 8（6）: 39-45.

［16］National Committee for Quality Assurance. 2016. Quality Profile: Focus on the Patient-Centered Medical Home. Available from:https://www.michigan.gov/documents/mdch/NCQA_QualityProfiles_Focus_on_Patient_Centered_Medical_Home_437930_7.pdf.

［17］Smith M, Bates D W, Bodenheimer T, et al. Why pharmacists belong in the medical home［J］. Health affairs, 2010, 29（5）: 906-913.

［18］Hawes E M, Smith J N, Pinelli N R, et al. Accountable Care in Transitions （ACTion）: a team-based approach to reducing hospital utilization in a patient-centered medical home［J］. Journal of pharmacy practice, 2018, 31（2）: 175-182.

［19］US Department of Health and Human Services. Agency for Healthcare Research and Quality. Defining the PCMH［R］. 2018.

［20］National Committee for Quality Assurance. 2014. Patient-Centered Medical Home 2014 Program. Available from: https://www.ncqa.org/Portals/0/Programs/Recognition/PCMH/PCMH-2014_Brochure-web-1.pdf.

［21］Institute of Medicine. Committee on Quality of Health Care in America. Crossing the quality chasm: a new health system for the 21st century ［R］. National Academies Press, 2001.

［22］Free C, Phillips G, Galli L, et al. The effectiveness of mobile-health technology-based health behaviour change or disease management interventions for health care consumers: a systematic review［J］. PLoS medicine, 2013, 10（1）: 1-45

［23］Safety Net Medical Home Initiative. Care coordination; 2013. Updated May 2013. Available from:http://www.safetynetmedicalhome.org/sites/default/files/Executive-Summary-CareCoordination.pdf.

［24］Tang P C, Overhage J M, Chan A S, et al. Online disease management of diabetes: engaging and motivating patients online with enhanced resources-diabetes（EMPOWER-D）, a randomized controlled trial ［J］. Journal of the American Medical Informatics Association, 2012, 20（3）: 526-534.

［25］O"Donohue W, James L, Snipes C. Practical Strategies and Tools to Promote Treatment Engagement［M］. New York :Springer, 2017.

［26］Lancaster T, Stead L, Silagy C, et al. Effectiveness of interventions to help people stop smoking: findings from the Cochrane Library［J］. Bmj, 2000, 321（7257）:355-358.

［27］Miller W R, Heather N. Treating Addictive Behaviors［J］. Applied Clinical Psychology, 1986, 13.

［28］Crespo R, Shrewsberry M. Factors Associated With Integrating Self-Management Support Into Primary Care［J］. The Diabetes Educator, 2007, 33（Supplement 6）:126-131.

［29］Safety Net Medical Home Initiative. Quality improvement strategy;

2013. Updated May 2013. Available from: http://www.safetynetmedical-home.org/sites/default/files/Executive-Summary-QI-Strategy.pdf.

[30] Marlowe, Dan, Hodgson, et al. Competencies of Process: Toward a Relational Framework for Integrated Care [J]. Contemporary Family Therapy, 2014, 36 (1) :162-171.

[31] O'Donohue W, Maragakis A. Integrated primary and behavioral care: Role in medical homes and chronic disease management [M]. New York: Springer, 2015.

[32] Sander R. Hazzard's Geriatric Medicine and Gerontology-Sixth edition [M]. Columbus, OH: McGraw-Hill Professional.

[33] Institute of Medicine Committee on Quality of Health Care in America. Crossing the Quality Chasm: A New Health System of the 21st Century [J]. Quality Management in Healthcare, 2001, 10 (4) : 1192.

[34] Reiss-Brennan B, Brunisholz K D, Dredge C, et al. Association of Integrated Team-Based Care With Health Care Quality, Utilization, and Cost [J]. JAMA, 2016, 316 (8) :826.

[35] Schuttner L, Zhang Z, Kuo A. Reducing ER use through a trainee-designed, interprofessional care group for high-utilizing chronically ill patients: A pilot program [J]. Journal of Interprofessional Education & Practice, 2017, 9: 86-90.

[36] Reid R J, Coleman K, Johnson E A, et al. The Group Health Medical Home At Year Two: Cost Savings, Higher Patient Satisfaction, And Less Burnout For Providers [J]. Health Affairs, 2010, 29 (5) :835-843.

[37] Erickson C D P, Splett P L, Mullett S S, et al. The Healthy Learner Model for Student Chronic Condition Management—Part I [J]. The Journal of School Nursing, 2006, 22 (6) :310.

[38] Rubin R R, Peyrot M, Siminerio L M. Health Care and Patient-Reported Outcomes [J]. Diabetes Care, 2006, 29 (6) :1249-1255.

[39] Bellam N, Kelkar A A, Whellan D J. Team-Based Care for Managing Cardiac Comorbidities in Heart Failure [J]. Heart Failure Clinics, 2015, 11 (3) :407-417.

[40] Jaarsma, T. Inter-professional team approach to patients with heart failure

［J］. Heart, 2005, 91（6）:832-838.

［41］DeBar L L, Kindler L, Keefe F J, et al. A primary care-based interdisci-
plinary team approach to the treatment of chronic pain utilizing a prag-
matic clinical trials framework［J］. Translational Behavioral Medicine,
2012, 2（4）:523-530.

［42］Keus SH, Oude Nijhuis LB, Nijkrake MJ, Bloem BR, Munneke M. Im-
proving community healthcare for patients with Parkinson's disease: the
dutch model.［J］. Parkinsons Dis. 2012;2-8.

［43］Wade D T, Gage H, Owen C, et al. Multidisciplinary rehabilitation for
people with Parkinson's disease: a randomised controlled study［J］.
Journal of Neurology Neurosurgery & Psychiatry, 2003, 74（2）:158.

第四章

医患共同决策模式

在医学诊疗过程中，医患双方存在着医疗信息分布和掌握的不对称，传统的医疗模式下医生在医疗决策中占据主导地位，很少与患者进行有效沟通，这可能导致医患之间产生冲突。而医患间沟通不畅很可能会增加医疗系统不必要的成本。相反，医患之间进行更好的沟通，医生运用其自身专业知识对患者进行一定教育，可以改善患者对医疗计划的依从性，从而改善患者的健康状况。医患间沟通的方式、有效程度是医疗决策模式的一个重要组成部分，从某种程度上而言，医疗决策模式影响着患者的依从性和自我管理，从而影响到医疗结果。

第一节 | 洞察和满足患者需求

提高患者满意度，减少医患纠纷，以患者为中心的理念在医疗系统的发展中日益清晰。实现以患者为中心，对医疗系统提出的最基本的要求就在于洞察和满足患者需求，只有当医护人员真正去了解患者的心理、社会等需求，尊重患者个人偏好，尽量满足患者需求，所做出的医疗决策才是患者所期待且愿意接受和依从的。

首先，患者是一个"人"，这意味着他们有自己的生活习惯、偏好、文化和价值观，他们对于健康和疾病可能有不同的理解。这要求医护人员对患者有一定了解，依据患者特点使医疗服务个性化。例如，如果一位需要控制饮食的糖尿病患者偏爱吃甜食，那么医护人员必须了解这一点，并且针对患者的实际情况制订医疗服务计划，明确规定适当的甜食摄入量，对患者进行教育，使他们认识到糖分摄入过量的后果。如果接待的是一位有宗教信仰的患者，那么医护人员需要对他们的信仰和禁忌进行简单的了解，避免在接触过程和实施医疗服务计划中引起患者反感。如果患者的自制力较差，无法独立完成日常饮食控制和恢复活动、定期检查等，那么医护人员必须联系其家属或者安排医疗团队成员监督和提醒患者。一般情况下，受不同文化背景的影响，不同患者对自身症状的解释方式和对疾病的理解往往不同，医疗服务方式必须灵活多变，恰当运用自我管理、同伴支持、整体医疗、顺势疗法、自然疗法及文化治疗；对于每一位患者，首先需要了解和洞察他们的特点和需求，用最适合他们、最能帮助他们在尽可能短的时间内康复的方式，为患者提供医疗服务；对习惯于传统医疗模式，在独立自主和自我决断方面有一定难度的患者，可能更需要调动家庭和社区的力量，为他们提供支持。

但洞察和满足患者需求并不是一件容易的事，这往往需要通过良好的医患沟通实现。医护人员不仅需要具备专业的医疗知识，还需要掌握一定的医患沟通技巧。在医患沟通过程中，以患者为中心的方式会使得患者满意度更高。Janis等指出，在医护人员和患者进行沟通之前，医护人员首先需要摆正自身心态，将每一位患者看作需要关心和同情的人；他们的研究认为医疗机构可以制订适当的规定，允许医护人员接受患者怀揣一颗感恩之心所赠送的回馈礼物。在沟通过程中，首先医护人员应该以对话的方式与患者交谈，尊重患者对于自身感知和体验的了解，积极关注他们的日常生活，就患者在康复过程中医疗计划有哪些长处和不足、哪种方法更行之有效进行沟通，并帮助他们识别和探索更恰当的方式；另外，医护人员应该始终以积极乐观的态度与患者进行沟通，并在沟通过程中坚持给患者传达希望他们健康状况改善的意愿；在进行关于疾病进展的交谈时，不单单依据是否再次住院等判断，而应关注患者恢复过程中有意义的感受和变化。Greene等研究发现，以患者为中心的医患沟通方式和温暖友善、有礼貌的沟通态度，以及就心理社会问题进行讨论并且医生能够提供更多的医学信息，能够提高患者的满意度。

Zachariae等研究发现，对医疗咨询的满意度提高与医护人员在沟通中的注意力和同情心增加存在相关关系。Ryan建议医护人员应当倾听患者的回应和表达，尽量多地向患者提开放式问题，允许患者自由表达他们的看法和情感。Ishikawa等对140名癌症患者的数据进行分析，结果显示患者的满意度与医生提出的开放式问题的数量呈正相关。沟通的语言选择方面，医护人员应尽量选择患者所熟悉的语言，否则语言障碍不仅可能会使沟通难以达到良好的效果，也可能会增加患者的苦闷情绪，带来额外的压力。相同的词语在不同的语言文化中可能有不同的含义，因此必要的时候可以使用翻译员。非语言沟通也非常重要，患者的情绪往往比语言更清晰明确，面对面沟通能够更好地观察患者的表情、动作，也更能从患者的迟疑和犹豫中发现患者的真实想法。考虑到非语言沟通的重要性，Preston建议医护人员要与患者始终保持目光接触；要对患者的情绪、心理状态保持敏感并能够准确理解患者想要表达的真正含义；通过点头或肯定的眼神使得患者愿意继续沟通，而不是面无表情甚至不耐烦；减少或避免可能被患者理解为无聊或疲倦的小动作；根据患者的回应，及时调整沟通方法。在西方的医患沟通过程中，需要注意的一个重要问题，就是种族问题。Goodwin 和Friedman 对比了23名非洲裔美国人和80名白种人，发现相对于白种人患者而言，在非洲裔美国患者的感知中，医护人员较少与他们进行沟通，较少给予他们支持，甚至认为医护人员不太愿意与他们建立伙伴关系。此外，Goodwin 和Friedman还发现，医患间种族不一致时，患者感知到的医护人员传达给他们的信息比属于同一个种族的医患间少。这实际上表明，种族问题对于医患沟通造成了一定负面影响。要真正在医患间实现良好的沟通，医护人员必须以更加开明的态度对待种族问题，将患者当作应该接受医疗服务的人，而不是将目光放在患者的种族上。

在沟通中洞察了患者需求之后，还需要在医疗实践中满足患者需求。Janis 等给出了在医疗实践中的具体建议：首先，在制订医疗计划之前和实施过程中均要考虑文化因素；第二，尊重和鼓励患者对家庭参与的偏好，也就是说，无论患者希望家庭成员在医疗计划中扮演监督者还是协助者的角色，以及希望家人发挥多大的作用，都需要尊重患者意见；第三，如果患者希望家庭成员或其他人推迟决定，医护人员应该尊重他们；第四，医护人员需要与更了解患者痛苦和病情病史的治疗师或患者充分信任的人取得联系，并让这些人一起参与医疗计划的制订过程；医护人员应该尊重所有民族的文化，并对它们保持兴趣，也需要对它们有一定了解；最后，书面的医疗计划尽量使用患者常用的语言传达给患者。只有医疗计划满足患者需求，患者才会更好地依从并自觉进行自我管理，从而改善健康状况。

良好的医患沟通，对于患者来说会使他们觉得自己更受尊重，医护人员提供的医疗信息也会增进他们对健康的理解。对于医护人员来说，也会使患者更加尊重和信任他们，提高他们对自身的职业认同。良好的沟通使医患间建立和谐的人际关系，减少摩擦和纠纷。一位掌握沟通技巧的医护人员，可以和患者成为朋友，而不是局限于医患关系。医疗系统能够为患者提供有质量的服务，而在服务的过程中，患者面对的也不再仅仅是冷冰冰的医疗器械和面无表情的医护人员。

第二节 ｜ 医患沟通模型

在本节我们主要介绍两个主要的医患沟通模型，分别是医患沟通动态模型和 RESPECT 模型。

1. 医患沟通动态模型

医患沟通动态模型（Dynamic Model of Doctor-Patient Communication）是由Marisa Cordella提出，见图4-1。该模型事实上模拟了医患沟通的过程，分析了医患沟通的各个具体方面，并提供一些建议。模型指出，医患沟通存在不对称性，图中以代表医生和患者的图形大小来表示。医生与患者沟通时，会扮演医生、同伴、教育者三种角色，其中医生由于掌握医学知识和技术，使得医生在沟通时处于优势地位。在医生与患者就患者的病情进行交流时，患者往往因为没有掌握相应的医学知识，无法与医生进行平等的交流与沟通。医患沟通以医生为主导，医生会利用自身知识帮助患者分析病情、寻找治疗方法，而患者大部分情况下只能完全听从医生的建议。

而当医生富有共情心，与患者交流的内容拓展到个人生活等方面时，医生扮演的是同伴角色，会以同伴的口吻与患者探讨未来的计划、过去的经历等，此时患者的回应则被视为社会沟通和交流。医生可能会以更加轻松的口吻，分享患者的治疗进程和好转状况，传递乐观的心态，让患者更加积极地与医护人员合作，改善医疗结果。医生也可能会询问患者生病的缘由、生活习惯，对患者的病痛表示同情，还可能会询问患者康复后的计划，让患者分享自身经验等。在这个沟通的过程中，患者与医生大体处在平等的位置，患者将医生当作朋友和同伴，分享自身的经历、痛苦与对未来的期望，即一种社会沟通。

最后，医生会扮演教育者的角色，如告诫患者不要吸烟、保持良好的生活习惯等。这种沟通的不对称程度，低于医生角色与患者的沟通。虽然医生以教育者的口吻嘱咐患者，但患者也能够告知医生自身的健康状况、服药反应、康复程度、自我感觉等，即患者为沟通的发起人，讲述自身健康状况。

　　医生对患者进行治疗，在治疗过程中运用自身的医学知识和经验，也可视为一种沟通过程。如果患者对医生的权威存在争议，患者可以给予反馈，与医生协商。

　　在医患沟通动态模型中，医患之间沟通的不对称性可以通过学习减小，从而使得代表医生与患者的图形大小相似。医生可以将有关患者疾病的医学知识传授给患者，患者认真学习，从而加强医患之间的合作，使得医患沟通更具吸引力，提高医患双方的满意度，改善医疗结果。而如果医患沟通不顺利，可能会导致较差的医疗结果。

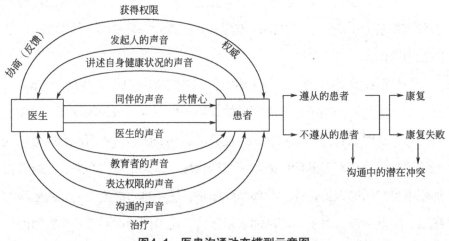

图4-1　医患沟通动态模型示意图

2. RESPECT模型

　　RESPECT模型是由Mutha于2002年提出，该模型名称为Rapport、Empathy、Support、Partnership、Explanations、Cultural Competence、Trust的首字母缩写。相比于医患沟通的动态模型，该模型为医患沟通的指导性

模型，主要从7个方面对医生提供了指导性建议。

Rapport，意为友好关系。该原则是指医生应该与患者建立良好的关系，不仅仅是医生与患者的关系，还应该能够建立社交关系，成为朋友，具体体现为医患沟通的内容不仅仅局限于患者的病情、治疗方案，还可以扩展到社会、生活等方面，医生可以轻松的口吻与患者谈时事热点和生活趣事。医患沟通应该是一种双方交互性的活动，医生应该了解患者的想法和意见，避免单方面做出任何决定。为了使每一例诊断均建立在充分的信息、认真的分析基础上，医生可以有意识地推迟作出诊断，避免过分草率地下诊断，以减少医疗事故的发生，减少将小病诊断为绝症一类的医疗错误。此外，医生还需要准确地把握患者的病情、治疗进度、可能的医疗结果和不良反应，从而甄别患者及其家属的期待是否具备实现的可能性，并且避免随意对患者许诺，如对患重病的患者许诺能使其在一个较短的期限内完全康复，或者向可能有不良反应的患者许诺不会有任何不良反应。

Empathy，意为同理心。该原则指出，医生在进行医患沟通时应该具备同理心，即能够理解患者的痛苦和不适。患者就诊实际上是向医生寻求治疗疾病、保持健康等方面的帮助，因此医生不仅需要具备医学知识、方法和技术，还需要具备同理心，愿意并乐于帮助承受着痛苦的患者。医生还需要找出并理解患者的表现或者患上某种疾病的理由，并在沟通过程中用语言明确地肯定患者的感受和情绪，例如明确地指出患者的术后疼痛或者服下某种药物后暂时性的情绪低落等均是正常的。

Support，意为支持。该原则要求医生能够为患者提供强有力的各种支持，首先要询问并理解患者在治疗过程中遇到的问题，并设法帮助患者克服在遵从医嘱过程中遇到的困难，在必要的时候可以寻求患者家属的合作，如糖尿病患者忘记按时吃药，医生可与患者家属进行沟通，安排家属提醒患者吃药或为患者设定服药提醒。当患者情绪低落或不安时，医生需要安抚患者，表示医生会一直在并且随时能够为患者提供帮助。

Partnership，意为同伴。该原则建议医生成为患者的同伴，在帮助患者对抗疾病、恢复健康的过程中与患者共同努力，能够灵活地控制和处理患者出现的各种问题，并且能够协调好医生扮演的各种角色。

Explanations，意为解释说明。该原则要求医生在医患沟通过程中关注患者是否理解医生的建议，可通过不断地询问患者是否理解来了解，并在解释时使用必要的沟通技巧，确保医患双方能够达成共识。

Cultural competence，意为文化能力。该原则强调医生在沟通过程中尊重患者的文化和信仰，并清楚地了解自身的文化背景对自身诊疗行为的影响，因为医生自身的文化背景可能会使得医生对于某些事物形成刻板印象，只有医生自己明确自身的文化背景，才能更好地理解不同文化背景患者的观点。在对待不同文化背景的患者时，医生需要明确自身的文化风格，并预先了解在一些情形下可能存在无法与不同文化背景的患者进行良好有效沟通的可能性。

Trust，意为信任。该原则要求医生在医患之间需要建立起双方相互信任的关系，提高患者对医嘱的服从度和患者的满意度，从而进一步改善医疗结果。

第三节 │ 患者参与和授权

在传统的医疗体制和医疗系统中，医患沟通被视为单向过程，医疗知识以诊断和治疗的形式从医生单向传递给患者，患者处于完全被动的地位。这实际上不是沟通，因为除了某些特殊情况需要患者签字同意以外，患者对于自身的情况和医疗决策没有任何发言权。当然这也不能算是完全的告知，因为医生不会对患者讲解医学知识和原理，也不会解释为什么要用这种治疗方案。负责任的医生可能会叮嘱患者一些注意事项，提醒患者饮食方面的禁忌。对于病情较轻微不需要住院的患者，如感冒患者，现实中最常见的情况往往是患者在医生对面坐下以后，医生简单询问病情和症状后就开始开处方单，让患者照单取药，按规定用量服用。在整个过程中，医生很可能不会和患者说一句多余的话，做多余的解释。而对于需要住院休养的患者，尽管和医护人员相处的时间更长，但患者很可能不知道自己每天用药的种类和剂量，只是被动地躺在病床上等待医护人员来巡视。对于病情严重的患者，医护人员很可能连诊断和病情都不会告知患者，因为将病情告知患者被认为是残忍的，并且会导致患者对治疗失去希望，增加患者的心理压力。

随着医疗系统的发展，医患沟通的重要性逐渐被认可，患者的需求、看法和意见开始被重视，信息开始双向流动。此时，患者参与和授予患者一定权限进行自我管理和决策就成了医疗系统需要关注的一个重要内容。

影响患者参与沟通的因素有很多，性别的影响十分明显，女性相比于男性往往更加积极。她们常常更积极地参与医疗咨询和沟通，希望医护人员能告知她们更多关于所患疾病的医学知识和所使用的治疗方案。年龄也是影响医患沟通中患者参与的因素之一。一般情况下，年轻的患者更有兴趣去了解自己的病情和相关的医学知识，因此也更愿意参与医患沟通和进行自我管理。相对而言，老年患者更倾向于支持医护人员的决定，较少对医护人员表示疑惑或者询问问题。Kerr等对这一现象进行了进一步的阐释，他们调查了1000名癌症患者，其中50岁以下的有255人，50岁以上的有755人。他们发现年轻的患者在发现身患癌症后更愿意寻求社会帮助，对于医护人员仅仅给予少量信息并不满意。种族因素对于患者参与和感知也有着重要影响。在Goodwin 和Friedman的研究中发现，非裔美国患者常常认为医护人员告知他们的信息较少，并且医患间种族不一致时，患者对医护人员传达信息量的感知相比种族一致的情况下较少。当患者是白种人时，医患沟通中涉及的信息量更大，这可能是因为医患双方对于种族这个特点均比较敏感。一方面，个别医护人员可能确实存在一定程度的种族歧视，并在医疗过程中不自觉地表露出来，被患者感知，因此患者不再愿意参与和医护人员的交流沟通。另一方面，由于个人经历或社会环境的影响，患者本身可能也对种族问题相当敏感和在意，有时可能过于紧张，对医护人员的话语和行为过度解读为歧视，从而不愿意参与沟通过程。文化因素也会对医疗过程和医患沟通中的患者参与产生影响。Koinuma从医生角度来看患者参与，在所调查的来自28个国家的肿瘤科的医生中，发现不同的国家患者参与水平有所差异，在更加文明的国家患者参与度更高，在较平等的社会文化背景下患者参与度更高。医患沟通的环境和医护人员的沟通方式会对患者参与度产生较大的影响。以癌症患者为例，当沟通环境较为舒适和私密，家属或朋友在场时，患者更愿意与医护人员进行沟通和咨询；当医生具备较丰富的专业知识和经验，并且沟通时使用简单易懂的语言，始终传达出乐观和鼓励的态度时，患者更愿意在知道诊断结果后向医生进行咨询；当医护人员尊重患者，允许并鼓励患者发表看法或提出问题时，患者更愿意参与。

有证据表明，在医患沟通中参与度更高的患者，对于医疗系统的满意度更高，生活质量也更高。Walker等就发现，在医患沟通之中，往往是更加积极主动的女性患者对于以患者为中心的沟通方法满意度更高。Kerr等使用欧洲癌症研究和治疗组织生活质量问卷调查表（European

Organization for Research and Treatment of Cancer Quality of Life Questionnaire-C30，EORTC QLQ-C30），调查了1000名癌症患者，发现相较于与医生沟通清楚明确的患者，与医生沟通不十分清晰的患者，生活质量较低。此外，Cegala还发现，当患者积极参与时，医生在医患沟通中可能更愿意以患者为中心。针对患者在沟通中参与度的问题，很多学者进行了大量研究。Brown等在1999年就开始研究对患者进行指导对提升患者参与医患沟通的作用。Cegala等的研究发现，通过让患者阅读指导册等方式对他们进行一些基础的培训，对于提高患者在沟通中的参与有显著影响；能够促进患者更积极地向医护人员寻求信息，并提供更多关于自身情况的信息。Koinuma则将医生也纳入需要培训的主体，一方面要培训患者，使他们意识到患者有提出问题和表达自身意见的自由，同时也要对医生进行适当培训。这些对患者的培训，其目的不在于教会他们沟通技巧，而是要使得患者意识到他们自己可以掌握自主权，他们有理由了解自己的健康状况，应该在自己的医疗过程中发挥更积极的作用。无论是沟通还是在医疗计划的制订和实行过程中，医护人员可以授予患者一定的权限，使得他们能够真正发挥主动性。授权的结果应该是患者在治疗和医疗服务过程中充分知情，医护人员所发挥的作用是帮助患者做出合适的决定，对患者进行医疗知识的教育，提出医疗服务建议，解决患者遇到的困难。以糖尿病这类需要进行长期治疗的慢性疾病为例，授权患者既满足以患者为中心的要求，也贴合医疗服务实际。

医疗服务实施过程中，患者以行动积极参与自我管理尤其重要。对于大多数医疗机构而言，给每一位糖尿病患者长期配备一名医生是不现实的，且成本昂贵，患者可能无法承担。医疗服务计划中的很多事情，完全可以由患者自己完成，如遵照医嘱控制饮食、测量血压、定期检查复诊等。但要让患者真正做出行为或习惯的改变并不是一件容易的事，比如想让患者戒烟或者戒酒，要让他们长期坚持则难上加难。于是，Leanne等运用行为变化的跨理论模型（Transtheoretical Model of Behavior Change，TTM）来分析患者行为，将行为的变化分为考虑、沉思、准备、行动和保持等五个阶段，在简要分析每个阶段患者的表现后，他们给出了基于TTM模型的方法，通过与患者进行沟通，厘清利弊，将医疗服务计划所要求的行为与TTM模型对应，让患者自己做出决定。在患者做出选择后，选择合适的方法和工具对每一个阶段进行评估，通过随访进行监督，认可患者做出的有意义的改变，增强他们的自我效能感。有学者研究表明，这种方法确实对于很多人群及大部分行为有效。

第四节 │ 以患者为中心的医患共同决策

随着人们对以患者为中心理念的理解日益深入，患者参与已经不仅仅限于医患沟通和医疗服务计划的执行。授予患者自决权，尊重患者自主性，在决策过程中将患者纳入决策主体，也是当下医疗系统研究的一个重要内容，并且患者在医疗决策中的参与度已经成为反映医护质量的重要方面。

在传统医疗体制下，患者被排除在决策过程之外，往往只有当医护人员已经将医疗服务计划制订完毕，他们才能知道自己接下来的医疗服务将如何安排。但有些情况下，医生可能会发现患者对医疗服务计划并没有设想中的那样满意，因为患者的真正需求与医生设想的并不十分一致。尽管医生具备丰富的医疗知识，能够从专业角度出发，为患者选择对他们的健康状况最有利的医疗方案，但有时很可能医生的选择却不是患者认为最重要的。尽管绝大多数患者都十分珍视生命，但每一位患者可能有自己更加看重的偏好。有些患者则可能由于经济条件较差，而更偏向于医疗费用最少的方案，即使要承受更多的痛苦；有些癌症患者可能不愿意接受化疗。因此不少学者发现，很多患者希望医护人员告知他们更多信息，还有很多患者希望能够更进一步参与决策过程，和医护人员一起制订医疗服务计划。在Ong等对123名癌症患者的研究中，89%的患者希望获得关于自身状况的信息，78%的患者希望参与决策。而在一个更大的样本中，1136名患者中有70%的患者希望参与医疗决策。正因如此，在肿瘤治疗方面，如果患者愿意，让患者主动参与治疗方案的决策过程已经呈现出一定发展趋势。另一方面，随着现代信息技术的发展，互联网和移动通信设备为决策支持和辅助工具的诞生提供了现实可能性。电子病历、医患互动系统、决策辅助工具等正在不断发展完善。患者决策辅助工具可以使患者对各种治疗方案的优劣有更清晰的认识和了解，帮助患者在决策过程中能够结合自身具体情况综合考虑各方面的需求，最终选择最合适的方案。Stacey等对决策辅助工具进行了深入研究，发现决策辅助工具可以增加患者对医疗方案的了解，减少决策方案和自身偏好的冲突，也使得他们对于各种方案的风险有更清楚明确的认知。这加速了医患共同决策模型的发展。

医患共同决策是医患间良性互动的理想模型。相对于医患沟通而言，共同决策实际上授予了患者更大权利，患者对于自身的医疗计划有了选择权，也能够从自身角度提出意见，进一步完善医疗计划。共同决策使得患者以平等的身份参与决策过程，医护人员和患者共享信息，将医疗方案的选择权交给患者，根据患者的意见对医疗方案加以完善。医疗计划并不是瞬间就可以完成的，医护人员无法帮助患者完成所有的计划步骤。患者在实现医疗服务计划的征程中应该成为主驾驶员，医护人员从旁协助，比如给出每个阶段要达到的目标，而在具体实行过程中，主动性掌握在患者手中。当患者能与医护人员共同协商这段医疗征程的方向、时间、阶段划定、最终目标等规划时，他们才会真正感受到自我管理的重要性，才能够以尽可能好的状态持续下去，尽管为了完成这段征程，可能需要改变长期以来养成的不良习惯。正如Ong等所说，患者比医生更了解自身症状、个人偏好、个人关注点等方面，医生则具备更丰富的专业医学知识和医疗经验。只有当两者适当结合起来，才能让这段医疗服务征程沿着患者期望的方向，实现患者的预期目标。此外，医学知识渊博复杂，有时患者症状相同但病因不同，有些治疗方案可能不适合某些患者，但适合另外一些患者。有些药品，可能对某些人有副作用，但对于另外一些人则没有。这些问题，都可以通过共同决策得以解决。不仅如此，实践中已经有研究显示，医患共同决策对于改善医疗结果、降低成本有积极作用。作为发病率和死亡率较高的慢性呼吸系统疾病，哮喘在美国每年有1400万次就诊记录，50万以上的住院病例。而在哮喘患者的门诊、住院诊疗过程中，医患共同决策可以改善哮喘的治疗结果，提高患者满意度。Elwyn等也发现，当患者参与共同决策，在自我管理中拥有自主权后，对治疗计划更加满意。Ashraf等也得出了同样的结论。

SHARE法将医患共同决策的实际过程分为五个步骤，即寻求患者参与（seek your patient's participation）、帮助患者寻找和比较医疗计划（help your patient explore and compare treatment options）、了解患者的价值观和偏好（assess your patient's values and preferences）、与患者一起做出决定（reach a decision with your patient）、评估患者的决定（evaluate your patient's decision）。SHARE法只是给出了五个大体的步骤，更细化的操作方法则需要结合不同医疗机构、患者的情况进一步完

善。Janis 等给出了更加细致的建议，认为医患共同决策应该做到以下几点：第一，患者应当可以自主选择医生，如果对当前的医生不满意，可以换成其他的医生提供医疗服务；第二，在制订医疗服务计划的过程中，将患者当作平等的伙伴，如果情况特别紧急来不及与患者商讨，也需要明确记录后及时向患者解释清楚；第三，医疗服务计划需要从患者的角度出发，考虑患者的目标和最看重的东西；第四，患者对制订医疗决策会议的参加者、地点等有一定自主决定权限，比如坚决不愿意告知家属；第五，决策会议召开之前需要预先通知参加者，确保参加者都清楚会议时间、地点、参加人员等信息；第六，医护人员需要培养与患者进行共同决策的能力，使用决策辅助工具，并且明确忽视放任患者、允许患者自主决定和控制患者的区别；第七，医护人员协助患者综合考虑自身各方面的需求，做出最恰当的决策；最后，医护人员需要制订应急计划，将风险和责任向患者陈述清楚，达成一致。这些建议在实践中已经有了一些应用，美国哮喘教育和预防计划中提供了哮喘指南，根据病情严重程度、控制水平、患者年龄列出了不同的治疗方案，患者可以与医护人员共同协商，就各种方案的风险与优势进行探讨，结合自身偏好选择治疗方案，也可以提出自己的方法完善治疗方案。Raue 等将医患共同决策用于抑郁症患者，在全科医疗机构中，护士与患者进行当面会议，每周进行两次随访电话，通过这些交流了解患者的病情、健康状况的变化及个人的偏好，同时可以有针对性地进行一些心理上的开解教育，潜移默化地改变患者的思想和行为。借助这样一个共同决策的过程，医护人员可以采用更多的心理治疗方法，并且能够让患者感受到自己对于医疗计划的影响，增强自我效能感，从而引导着他们逐渐走出极端的想法，回归正常生活。

参考文献

［1］Kramer A. Disorders of discourse : Ruth Wodak, Real language series. ［J］. Journal of Pragmatics, 1998, 30（4）:503–510.

［2］Thorne S E , Bultz B D , Baile W F , et al. Is there a cost to poor communication in cancer care?: a critical review of the literature ［J］. Psycho-Oncology, 2005, 14（10）:875-884.

［3］Stewart, M. A. Effective physician-patient communication and health outcomes: A review. ［J］.Canadian Medical Association Journal, 1995, 152 , 1423-1433.

［4］Kaplan S H, Greenfield S, Ware Jr J E. Assessing the effects of physician-patient interactions on the outcomes of chronic disease ［J］. Medical care, 1989: S110-S127.

［5］Tondora J, Miller R, Slade M, et al. Partnering for recovery in mental health: A practical guide to person-centered planning ［M］. New York: John Wiley & Sons, 2014.

［6］Walker M S, Ristvedt S L, Haughey B H. Patient care in multidisciplinary cancer clinics: does attention to psychosocial needs predict patient satisfaction? ［J］. Psycho‐Oncology: Journal of the Psychological, Social and Behavioral Dimensions of Cancer, 2003, 12（3）: 291-300.

［7］Greene M G, Adelman R D, Friedmann E, et al. Older patient satisfaction with communication during an initial medical encounter ［J］. Social science & medicine, 1994, 38（9）: 1279-1288.

［8］Zachariae R, Pedersen C G, Jensen A B, et al. Association of perceived physician communication style with patient satisfaction, distress, cancer-related self-efficacy, and perceived control over the disease ［J］. British journal of cancer, 2003, 88（5）: 658.

［9］Ryan H, Schofield P, Cockburn J, et al. How to recognize and manage psychological distress in cancer patients ［J］. European journal of cancer care, 2005, 14（1）: 7-15.

［10］Ishikawa H, Takayama T, Yamazaki Y, et al. Physician–patient commu-
nication and patient satisfaction in Japanese cancer consultations［J］.
Social Science & Medicine, 2002, 55（2）: 301-311.

［11］Trill M D, Holland J. Cross-cultural differences in the care of patients
with cancer: a review［J］. General hospital psychiatry, 1993, 15（1）:
21-30.

［12］Di Matteo M R, Hays R D, Prince L M. Relationship of physicians' non-
verbal communication skill to patient satisfaction, appointment noncom-
pliance, and physician workload［J］. Health psychology, 1986, 5（6）:
581.

［13］Friedman H S. Nonverbal communication between patients and medical
practitioners［J］. Journal of Social Issues, 1979, 35（1）: 82-99.

［14］Preston P. Nonverbal communication: Do you really say what you mean?
［J］. Journal of Healthcare Management, 2005, 50（2）: 83.

［15］Goodwin R D, Friedman H S. Health status and the five-factor person-
ality traits in a nationally representative sample［J］. Journal of health
psychology, 2006, 11（5）: 643-654.

［16］Cordella M. The dynamic consultation: A discourse analytical study of
doctor-patient communication［M］. Amsterdam : John Benjamins Pub-
lishing, 2004.

［17］Mutha S, Allen C, Welch M. Toward culturally competent care: a toolbox
for teaching communication strategies［M］. San Francisco :Center for
the Health Professions, University of California, 2002.

［18］Mangel M, Clark C W. Dynamic modeling in behavioral ecology［M］.
Princeton :Princeton University Press, 1988.

［19］Dolbeault S, Szporn A, Holland J C. Psycho-oncology: where have we
been? Where are we going?［J］. European Journal of Cancer, 1999, 35
（11）: 1554-1558.

［20］Fallowfield L J, Jenkins V A, Beveridge H A. Truth may hurt but deceit
hurts more: communication in palliative care［J］. Palliative medicine,
2002, 16（4）: 297-303.

［21］Kerr J, Engel J, Schlesinger-Raab A, et al. Communication, quality of life

and age: results of a 5-year prospective study in breast cancer patients
［J］. Annals of Oncology, 2003, 14（3）: 421-427.

［22］Siminoff L A, Graham G C, Gordon N H. Cancer communication patterns and the influence of patient characteristics: disparities in information-giving and affective behaviors［J］. Patient education and counseling, 2006, 62（3）: 355-360.

［23］Koinuma N. An international perspective on full disclosure［C］. Second International Congress of Psycho-Oncology. 1995: 19-22.

［24］Ptacek J T, Ptacek J J. Patients' perceptions of receiving bad news about cancer［J］. Journal of clinical oncology, 2001, 19（21）: 4160-4164.

［25］Cegala D J. The impact of patients' communication style on physicians' discourse: implications for better health outcomes［J］. Applied interpersonal communication matters: Family, health, and community relations, 2006: 201-217.

［26］Brown R, Butow P N, Boyer M J, et al. Promoting patient participation in the cancer consultation: evaluation of a prompt sheet and coaching in question-asking［J］. British Journal of Cancer, 1999, 80（1）:242-248.

［27］Britt E, Hudson S M, Blampied N M. Motivational interviewing in health settings: a review［J］. Patient Education & Counseling, 2004, 53（2）:147-155.

［28］O"Donohue W, James L, Snipes C. Practical Strategies and Tools to Promote Treatment Engagement［M］. New York :Springer, 2017.

［29］Evers K E, Prochaska J O, Johnson J L, et al. A randomized clinical trial of a population and transtheoretical model-based stress-management intervention.［J］. Health Psychology, 2006, 25（4）:521-529.

［30］Edbrookechilds J, Jacob J, Argent R, et al. The relationship between child- and parent-reported shared decision making and child-, parent-, and clinician-reported treatment outcome in routinely collected child mental health services data.［J］. Clinical Child Psychology & Psychiatry, 2015, 27（2）:199-202.

［31］Mulley A G, Trimble C, Elwyn G. Stop the silent misdiagnosis: patients'preferences matter〔J〕. BMJ, 2012, 345.

〔32〕Ong L M L, Haes J D, Hoos A M, et al. Doctor-patient communication: A review of the literature〔J〕. Social Science & Medicine, 1995, 3 （7）:157-174.

〔33〕Fielding R, Hung J. Preferences for information and involvement in decisions during cancer care among a Hong Kong Chinese population〔J〕. Psycho‐oncology, 1996, 5（4）:321-329.

〔34〕Bodenheimer T. Patient self-management of chronic disease in primary care〔J〕. JAMA, 2002, 288.

〔35〕Witteman H O, Dansokho S C, Colquhoun H, et al. User-centered design and the development of patient decision aids: Protocol for a systematic review〔J〕. Systematic Reviews, 2015, 4（1）:11.

〔36〕Giles K. Cochrane in CORR: Decision Aids for People Facing Health Treatment or Screening Decisions〔J〕. Clinical Orthopaedics and Related Research, 2017, 475（5）:1298-1304.

〔37〕Charles C, Gafni A, Whelan T. Shared Decision-making in the Medical Encounter: What Does it Mean?, Or, It Takes at Least Two to Tango〔J〕. Social Science & Medicine, 1997, 44（5）:681-692.

〔38〕Elwyn G, Frosch D, Thomson R, et al. Shared Decision Making: A Model for Clinical Practice〔J〕. Journal of General Internal Medicine, 2012, 27（10）:1361-1367.

〔39〕Makoul G, Clayman M L. An integrative model of shared decision making in medical encounters〔J〕. Patient Education & Counseling, 2006, 60（3）:301-312.

〔40〕Association AL. Trends in asthma morbidity and mortality 2012 Available from: http:// www.lung.org/assets/documents/research/asthma-trend-report.pdf.

〔41〕Wilson S R, Strub P, Buist A S, et al. Shared Treatment Decision Making Improves Adherence and Outcomes in Poorly Controlled Asthma〔J〕. American Journal of Respiratory & Critical Care Medicine, 2010, 181（6）:566-577.

〔42〕Ashraf A A, Colakoglu S, Nguyen J, et al. Patient Involvement in the

Decision Making Process Improves Satisfaction and Quality of Life in Postmastectomy Breast Reconstruction [J]. Journal of Surgical Research, 2013, 179（2）:288-289.

[43] Agency for Healthcare Research and Quality. The SHARE Approach 2015. Available from: http://www.ahrq.gov/professionals/education/curriculum-tools/shareddecisionmaking/index.html.

[44] Shared decision-making in the primary care treatment of late-life major depression: a needed new intervention? [J]. International Journal of Geriatric Psychiatry, 2010, 25（11）:1101-1111.

第五章

以患者为中心的医疗服务
与管理实践

第一节 ｜ 国际实践典型案例和模式总结

回顾世界各地的以患者为中心的医疗服务与管理实践发展，在微观上有大量的医疗服务提供模式层面的改革实践；在中观，有支持管理模式改革的资源和辅助服务的实践。除此之外，宏观层面有国家标准和政策层面的改革和发展。按国家和实践特点，可以将这些模式总结为以下四种：一是以特定人群为导向的挪威模式，二是以患者体验为导向的英国模式，三是以持续医疗服务为导向的美国模式，四是以赋权参与为导向的马来西亚模式。

1. 以特定人群为导向的挪威模式

挪威以患者为中心的医疗服务发展在于应对健康和福利服务面临的一系列挑战，特别是公民长期健康需求的变化。与其他西方国家一样，挪威的医疗和社会服务受到全球经济下滑、基本医疗和公共卫生体系改革巨大的影响。在过去几十年中，挪威政府出台了若干有关精神卫生、药物滥用、健康促进、康复和医疗服务创新的国家政策文件，其中均建议发展以患者为中心的医疗服务。这些改革有两个主要关注的人群，一是老年人，二是有精神健康和药物滥用问题人群。在养老院，医务人员与其他专业人员合作，越来越多地将以人为本意识与医疗服务原则和实践融为一体；相应的护士和其他卫生专业人员的课程框架也更加注重人格。在治疗精神健康问题和药物滥用问题的过程中，人们也越来越重视以患者为中心的做法。人权、一定的赋权和合作伙伴关系是挪威模式的核心，在医疗过程中特别关注患者的参与、社区支持和附加服务。

2. 以患者体验为导向的英国模式

在英国，对医疗服务系统改革的倡议使得政府关注改革战略，并对改革举措进行了大量投资，其重点是打破妨碍人们获得服务的障碍，并简化医疗服务系统，通过国有化以巩固医疗服务实践，并使医疗服务更安全。这些战略发展的关键驱动因素是确保服务的效率和有效性，以及将风险降至最低的普遍承诺。在北爱尔兰，卫生及社会服务与公共安全部通过制定一套服务标准和衡量框架以更加注重改善患者体验。北爱尔兰政府在卫生服务上的战略转变表明其将以患者为中心的医疗服务中心重点放在改善患者体验上，并将其作为医疗服务的优先事项，这为在组织和实践层面嵌入积极的医疗服务经验提供了更大的动力，并影响了在实践中发展以人为本的原则。在英格兰，卫生部推出的健康和社会关怀方面的"个性化议程"是以患者为中心医疗服务发展的推动力。而在苏格兰，英国国家医疗服务体系（National Health Service，NHS）的医疗服务质量战略为发展世界领先的健康服务制定了明确的愿景和战略，并以同情原则为基础，重点是开发满足患者需求的服务，以确保医疗服务系统优先考虑个人需求。在改革的实施部门层面，他们关注患者、家庭和照顾者，通过协作组织开展了各种活动，包括学习活动、在线社区讨论和辩论、会议和创新"咖啡馆"，以及开发一系列以人为本的医疗工具，以促进改革的实施。

3. 以持续医疗服务为导向的美国模式

在美国，以患者为中心的医疗服务同样在老年人医疗和护理领域大规

模应用。随着所有医疗保险（Medicare）和医疗补助（Medicaid）资助的
养老院规定必须实施以患者为中心的医疗服务，以及2010年国家阿尔茨
海默病计划法案（National Alzheimer's Plan Act, NAPA）的通过，使得以
患者为中心的持续医疗服务改革在更大的范围进行了实践。在改革的过程
中，有多种以患者为中心的医疗服务的模式，比如由先锋网络（Pioneer
Network）提供支持和协调，在国家或地区层面实现医疗服务整合的网络；
持续医疗服务模式的代表Eden Alternative、Well-Spring和Green House是比
较知名的几个模式。这些模式不仅进行了长期的实践，并且已有一定的针
对改革效果的评估性研究。这些模式非常关注环境的重要性，特别是持续
医疗服务提供机构的性质。

4. 以赋权参与为导向的马来西亚模式

在马来西亚，根据世界卫生组织以人为本的医疗服务政策框架，医疗
服务正在围绕人们的需求和期望重新组织，以使他们更具社会相关性和反
应能力，同时产生更好的结果。马来西亚的方法侧重于患者被赋予权力并
参与决定自己的医疗服务，特别注重患者确定自己的健康结果。马来西亚
卫生部旨在"帮助人们为自己的健康承担个人责任和积极行动"，并敦促
医疗服务提供者让人们参与自己的医疗管理，例如，向人们提供治疗信息
和选择。卫生部的使命是建立健康伙伴关系，促进和支持人们充分发挥其
健康潜力，激励他们将健康作为宝贵资产，并采取积极行动进一步改善和
维持健康状况，以享受更好的生活品质。在马来西亚，将这些战略和政策
转化为具体的实践尚处于早期阶段，但这些尝试对其他中低收入国家的相
关改革有很大的借鉴价值。

以患者为中心的医疗服务在国际范围的实践表明，以患者为中心的理

念与大多数医疗卫生服务的改革方向相契合。当政府越来越将人置于决策的中心时，其必然需要进行大规模革新与措施发展，以提高医疗服务质量，真正实现以人为本。

第二节 ┃ 我国以患者为中心的医疗服务实践现状

在我国，尚未形成关于以患者为中心的医疗服务的统一认识，国家层面尚缺乏相关统一的标准。因此，鉴于国外相关概念，许多学者认为，家庭医生责任制是以患者为中心的医疗服务在我国的具体体现。家庭医生是指通过签约服务，执业医生为相关家庭提供稳定、持续的综合健康管理服务。从提供持续、稳定和综合的健康保健服务这一视角上看，家庭医生具备以患者为中心的医疗服务的初步特征。

在国家层面，2011年，《国务院关于建立全科医生制度的指导意见》首次从国家层面上肯定了全科医生的意义，并指出要建立全科医生制度，改革全科医生执业方式，推行签约服务模式。这也从宏观政策层面推动了各地进一步实施全科医生签约服务试点。2016年，国务院医改办印发《关于推进家庭医生签约服务的指导意见》，明确了家庭医生制度以家庭医生为第一责任人，实行团队签约服务，通过签订服务协议的形式为居民提供基本医疗、公共卫生及约定的健康管理服务，并提出到2020年，将家庭医生签约服务对象扩大到全人群，基本实现家庭医生签约服务全覆盖。

在地方层面，上海、北京、成都等地均开展了不同程度的以患者为中心的实践，这些实践有助于我们理解我国发展以患者为中心的医疗服务与管理的现实状况。

1. 上海实践

为了解决传统上卒中救治率低、时间长等问题，上海长海医院通过打破传统的学科、科室条块限制，将整个救治环节彻底打通，探索并构建了以患者为中心的长海模式。具体来看，在医生团队配置方面，该院成立了完全独立且跨学科的"脑血管病中心"，团队成员包括神经内外科、影像科、血管外科等多科室成员，建立了"一站式"的卒中救治平台；在护理人员与医生团队的配合方面，预检处护理人员从接触患者开始就立即展开识别与检查工作，一旦发现疑似患者，就会及时通知医生团队准备接诊与治疗；为了提高医生护士们的工作效率和质量，长海还在院内引进了急救智能管理系统，自动抓取患者到院时间、挂号时间、完成影像检查时间并自动感应流程中各环节时间节点，以实现精准诊疗。总的来看，长海模式是我国在以患者为中心理念指引下的一次重要中国化实践与尝试，这一模式在医院软硬件设施、院内医生护士配置、医生团队等多个方面已经初步符合上述 PCMH 的关键原则，成为 PCMH 中国化的重要经验探索。

2. 北京实践

北京方庄社区卫生服务中心通过借鉴国外以患者为中心的医疗服务实践，根据辖区病患特点和实际医疗服务的需求，重点从智能化医疗服务管理系统入手，构建了方庄社区卫生服务中心智能化社区慢性病管理信息系统平台，从而构建了以患者为中心的慢性病诊疗模式，有效提高了诊疗效率和医疗服务满意度。具体来看，这一慢性病智能管理平台主要有两部分构成，即综合信息系统和一体化执行辅助系统。综合信息系统面向患者和医疗服务机构集成各类医疗数据与信息，通过一体化的执行辅助系统为医生和患者提供相关慢性病的病情分析与指导。值得一提的是，该智能平台不仅通过综合性的医生团队实现对患者慢性病的全过程管理，同时还设立医患互动板块，通过调动患者自身的参与感从而增强疾病治疗的自我管理程度。从该模式的实际运行效果来看，方庄以患者为中心的智能化慢性病管理模式，优化了诊治流程与环境，节省了诊疗时间，有效提高了患者的满意度和参与感，是以患者为中心的医疗服务与管理在我国的重要实践之一。

3. 成都实践

2011年，成都市印发《成都市城乡基层医疗卫生机构推行家庭医生服务模式试点工作的实施方案（试行）》，开始在全市基层医疗卫生机构全面开展家庭医生签约服务。2012年，国务院医改办确定成都市为全科医生执业方式和服务模式改革试点城市之一。成都市武侯区跳伞塔社区卫生服务中心是最早开始推行家庭医生签约服务的社区之一，其位于成都商业中心与传统居住社区的交叉地带，常住人口6.9万，有相当比例是老年人群、慢性病患者，虽然区域内医疗资源丰富，但是医疗服务供给与居民的健康需求依然存在矛盾。因此，中心除了承担辖区居民基本医疗服务与公共卫生服务，还建立以患者为中心的综合性、持续性和主动性的家庭式医疗健康服务体系，为居民提供疾病预防和保健照顾服务。具体做法是规范服务内容、家庭医生团队协同管理、激励患者参与、全专科协同服务、建立质量提升体系、开展人群管理、利用新技术及信息化作为支撑。作为以患者为中心的医疗之家试点，跳伞塔社区卫生服务中心目前共有7个全科医生团队，每个团队6～7人，每个团队签约居民600至1000人不等。试点一年多以来，居民满意度呈现稳步提高，基本形成了以签约团队为主导的基层首诊模式。

第三节 ｜ 特定疾病管理导向的以患者为中心的医疗服务

由于更好的教育、卫生、生活水平和医疗，许多疾病都得到了有效的治疗和控制，但癌症仍然是在全球范围内尚未攻克的医学难题，并且发病率呈现逐年上升的趋势。在癌症预防、治疗、康复方面，以患者为中心的医疗服务都能够产生积极影响，包括提供高效及时的医疗服务、设定符合患者健康需求的医疗服务目标、增强医生与患者的交流等。

1. 提供高效及时的医疗服务

高效和及时的医疗服务也被称为组织良好的医疗服务，即患者得到快速照顾，几乎没有时间损失或精力花在不必要的治疗上。等待时间和用于进行诊断或治疗的时间是有效医疗服务的重要指标。El Sharouni等关于癌症患者化疗等待时间的研究结果表明，荷兰的平均等待时间为80天，这导

致41%的患者从患有可能治愈的疾病转变为可能无法治愈的疾病。而快速
诊断和治疗乳腺癌可以防止情况恶化，Schouten等绘制了由20个不同团队
治疗的1600名乳腺癌患者的治疗时间，见表5-1。

表5-1　标准团队与高效团队诊疗时间

诊疗时间	标准团队	高效团队
第一次预约的入场时间	6.8天	6.2天
首次门诊和诊断之间的时间	5.4天	8.6天
诊断和手术之间的时间	18.5天	16.5天

除了可以在很多地方更快地进行诊断这一事实之外，各机构之间的巨
大差异也是非常显著的。通过实施以患者为中心的医疗服务，通过高效的
医疗团队为癌症患者提供高效的医疗服务，能够有效减少等待时间，提升
诊疗效率。

2. 设定符合患者健康需求的医疗服务目标

一项欧洲的研究表明，为了改善医院对头部和颈癌患者的医疗服务，
负责医疗服务的专业人员制订了以患者为中心的多学科医疗服务目标。通
过对癌症患者进行访谈，了解他们对最佳疾病管理的意见和健康需求，从
而创建指标用于评估实际绩效。该过程显示，大多数患者的诊断和治疗时
间太长，许多患者的病情未在多学科团队会议中被讨论过，并且患者未获
得有关其病情和治疗的适当信息。在获取这些意见以后，该团队设定了符
合患者健康需求的医疗服务目标和改进措施，所有病房参与到改进项目，
更好地协作和改进工作流程。干预后一年的评估结果表明，在10天内接
受诊断的患者比例从35%增加到70%，接收个性化疾病管理的患者比例从
50%增加到85%，接受饮食管理服务的患者比例从0%提高到42%。医疗

服务提供者特别重视对其绩效的反馈及对此反馈的讨论，这对于以患者为中心的医疗服务改革过程至关重要。

3. 增强医生与患者的交流

近年来，人们越来越重视培训并评估医生在医疗咨询中使用以患者为中心沟通方式的情况，即尊重并回应患者的需求和偏好，以便能够在医疗服务中做出最能满足患者个人情况的选择。医生和患者之间的相互作用通过积极、建设性或熟悉的方式进行交谈。在这个过程中，他们可以进行协调良好的角色交换（发言人/听众），防止对抗性争论，并由开始立场不同最终达成一致意见。医生和患者之间良好关系的建立基础是积极的互动。一开始，医生和患者的交流和互动可能会受到各自固有文化背景、特定行为模式习惯的影响。然而在此之后，随着双方作为交流者之间的熟悉程度的提高，互动可能变得更加放松和动态。当然，并非所有人都天生有建立良好互动关系的能力，因此，需要进行一定程度的沟通培训。

另一种特定疾病管理导向的以患者为中心的医疗服务实践于糖尿病。糖尿病在全球范围都是主要的慢性健康问题，在美国，糖尿病是第七大死因，影响约2900万美国人的健康，直接医疗费用和生产力损失约为2450亿美元。事实证明，以患者为中心的医疗服务模式对于糖尿病患者的医疗服务具有积极意义，其中，最为典型的是斯坦福大学的慢性病自我管理计划（Stanford University's Chronic Disease Self-Management Program, CDSMP）和英国国家卫生与健康照护优化署（National Institute for Health and Care Excellence, NICE）建立了的由临床医生组成的多学科团队（multidisciplinary team, MDT）。

1. 斯坦福大学的慢性病自我管理计划

CDSMP是在20世纪90年代早期开发和评估的，由于认识到医生医疗服务只是疾病管理过程的一部分，慢性病患者必须是良好的自我管理者。CDSMP建立在几个基本假设的基础上，包括人们可以学习更好地管理疾病所需的技能；无论病情如何，患有慢性病的人都有类似对于疾病持续管理的挑战；患有慢性病的人不仅要处理他们的疾病，还要处理疾病对他们生活的影响；慢性病患者如果获得详细指导手册，也许能够比职业健康管理人员更加出色和有效地管理自身健康；CDSMP的教学方式与传达的健康管理原则同样重要。CDSMP被证实在不同社会经济、教育水平、环境中人群的慢性病管理都是有效的，研究在疾病康复、心理状态、健康相关的生活质量等方面均产生了具有统计学意义的正向结果。除此之外，实施该项计划减少了负向卫生服务利用事件的发生，如减少了急诊室的使用（5%）和住院治疗（3%）。这相当于每名参与者可能节省364美元，如果有5%的患有一种或多种慢性病的成年人参加这项计划，则总计可节省33亿美元。除这项计划外，很多研究证实多项糖尿病自我管理教育和支持计划已经显示出通过减少住院、再入院和并发症而具有成本效益。

2. 英国国家卫生与健康照护优化署指南

NICE一方面建立了一个由临床医生组成的多学科团队（multidisciplinary team, MDT）来管理医疗所需的支持服务，另一方面建立了一个临床信息小组（clinical reference group, CRG）来设计和实施创新的最佳医疗服务模式，为患者提供信息，支持医疗服务，使医务人员能够对患者的病情做出明智的治疗选择。例如，CRG创建以MDT为基础的服务以提升与糖尿病相关的医疗服务支持，提出MDT可能包括的所有医疗辅助人员的类型和他们的辅助服务清单，如健康顾问、专科护士、营养学家、心理学家，以及他们相应的支持服务，以明确更贴近住院患者健康需求的医疗服务方式。

第四节 | 关注特定人群的以患者为中心的医疗服务

对于特定人群而言，例如儿童、老人及诸多社会弱势群体，其社会资本能力较弱，常常缺乏获取必要卫生服务的一般能力，在卫生资源的占有中又处于弱势一方，同时由于社会观念、不公正与歧视性等因素，上述群体在医疗服务中往往处于不利地位，由此可能会造成医疗卫生提供的不平等。以患者为中心的医疗服务强调全人群的健康管理，为上述特定人群提供持续、便捷和可获得的医疗卫生服务是其重要特征之一。在这部分，我们将关注在儿童、老人与社会弱势群体三类人群中实施以患者为中心的医疗服务的状况。

1. 儿童

儿童时期的慢性疾病被定义为预期持续至少12个月的任何生理、心理或认知疾病，或者需要医疗服务和相关服务、或导致儿童与同龄人相比的功能或认知方面的障碍，这些疾病是由遗传条件、环境因素或两者共同造成的。据估计，美国约有25%的儿童患有一种慢性疾病，儿童期慢性病的患病率在过去几十年中逐步增加，例如肥胖、哮喘和注意力缺陷障碍等慢性病发病率呈现急剧增加的状况。最近十年，美国近20%的儿童和青少年符合肥胖的临床标准，而20世纪70年代这一比例不足5%。随着慢性病患儿过渡到成年期，长期残疾率、医疗支出持续增加和劳动力参与率下降将会加剧，因此有必要采取多学科干预措施，从而预防和治疗儿童慢性病。

医疗服务的提供常存在分散、整合不足等情况，例如住院和门诊之间的连接不畅导致医疗服务的分散，再入院及慢性病患者健康状况较差等问题在儿童群体中表现得更为明显。以患者为中心的医疗之家（PCMH）的服务模式通过提供以患者为中心、全面、基于团队、协调、可及性高、关注质量的医疗服务来解决上述问题，并提升医疗服务质量。在PCMH模式中，基本医疗医生负责协调疾病状况复杂、需要住院等复杂的服务和综合医疗服务，同时解决患者的心理健康问题。在PCMH模式中，对慢性病的最佳管理策略包括患儿及其家庭和整个医疗服务团队的合作、制订基于证据的治疗计划，以及实施满足个体需求的个体化医疗服务等措施。除此之外，医疗服务机构所在地的社会工作者也是基于PCMH管理儿童慢性病的一个特别重要的组成部分，他们的作用在于通过识别社区中阻碍获得医疗服务的因素，并提供相应的社区资源来提升医疗服务的可及性。这些措施包括识别错过预约或直接到急诊室就诊的儿童，提醒患儿及其家长就诊时间，实施改善慢性病患儿愈后问题的措施等。

2. 老人

现代医疗成功治疗急性感染、创伤和其他医疗紧急情况的能力使大部分人群能够活到老年，因此当前医疗服务的重点主要是治疗慢性病。这些医疗问题在老年人中很常见，并且个体同时患有几种慢性病并不罕见，治疗患有慢性病的老年人时，治疗的重点很难是治愈，而是减缓疾病进展并改善由疾病带来的功能限制。慢性病的发生在65岁及以上的老年人中更常见。老年人常见的慢性病包括高血压、心脏病、痴呆、关节炎、听力和视力障碍、糖尿病、卒中和癌症。84%的65岁及以上的老年人患有一种或多种慢性病，62%的老年人有两种或两种以上。例如，在患有高血压的老年人中，只有17%的人只患有高血压，而另外83%的人患有至少一种其他慢性病。老年妇女由于与男性相比相对长寿，慢性病的负担更大。长期疾病对医疗支出的影响最显著体现在针对患有多种慢性病的老年人的医疗保险支出上。

在过去的20年中，国际上很多国家都已实践了多种以患者为中心的医疗服务模式，多数旨在以较低的成本为患有多种慢性病的老年人提供更高质量的医疗服务，并在各种环境中进行测试。在住院方面，在已有慢性病的情况下患有急性疾病的老年人患有医源性并发症和功能衰退的风险很高，针对这一情况，住院老年人生活计划——一个以患者为中心的多学科综合医疗服务模式，随之提出。HELP计划于1993年开发，目前在200多家医院实行。该计划的目标包括在住院期间维持患者的认知和功能，出院后协助顺利过渡到家中康复，以及减少意外再入院。干预主要针对老年患者的睡眠功能、营养、医院感染、缺氧和疼痛控制不良等。干预团队包括具有老年病学经验的高级护士、项目协调员、老年病学家，其他医院专业人员和非专业志愿者。此外，培训志愿者是该计划的一个独特方面，志愿者通过每周七天、每天三次在床边提供患者支持这一举措实现对患者健康需求的及时获知。HELP已被证明可以减少误诊的发生、减少跌倒、缩短住院时间，并在整个医疗服务过程中更多地节省花费。

3. 弱势群体

对于医疗服务提供者而言，弱势群体通常被视为在财富、权力或声望所定义的社会地位中处于不利地位的个人群体，这使他们面临更严重的健康风险。弱势群体的例子包括老年穷人、边缘的社会青年、以前被监禁的人、同性恋群体、移民和难民、无家可归的个人和家庭、患有精神疾病的人群等。弱势群体有许多健康的风险因素，特别是慢性病，因此从健康问题的社会决定因素入手是有效干预的关键。许多弱势群体也处于社会边缘地位，遭受歧视，获得医疗服务的机会有限，缺乏全面的社会服务保障。许多边缘化群体经常不信任医疗服务系统，并且不愿意及时就诊。针对这一问题的实践证明，采用病例管理（case management）、热点分析（hot spotting）、社区治疗团队（assertive community treatment, ACT）的方法可以改善医疗结果并降低许多弱势群体的治疗成本。

（1）病例管理　在美国，病例管理由美国病例管理协会定义为"评估、规划、促进、协调、评估病例和医疗服务的协作过程"。通过沟通和协调可用资源促进个人和家庭的健康状况，并提升成本效益。具体来说，病例管理可以通过制订有效的病例管理策略，将护士、社会工作者、药剂师和临床医生组成医疗团队为门诊患者提供支持。社会工作者还可以帮助患者解决获取医疗服务过程中的障碍，包括交通、食品安全、住房援助和其他基本服务，经常联系患者以跟踪症状和每日体重，促进患者的药物依从性，并协助关注药物的剂量调整等。虽然这些努力可能很昂贵，但许多人已经证明在减少住院治疗和使用紧急服务方面具有成本效益。基于全人群健康的干预措施可以确定那些住院、急诊室使用率高和服药依从性差的高风险患者，结合病例管理的方法，上述干预措施在实践中已经显现出积极、持续的卫生绩效结果。北卡罗来纳州社区医疗服务（Community Care of North Carolina, CCNC）等全州性计划与基本医疗实践有效合作，协助管理高风险的患者，并在降低成本的同时改善临床结果。

（2）热点分析　分析基础是在地理上确定并集中干预5%的医疗服务超量使用者，这一群体所花费的费用占美国医疗服务费用的近50%。使用热点分析的方法分析医疗服务利用率数据，以识别用于密集病例管理的超量利用者的空间分布，许多医疗服务超量使用者属于前面描述的弱势群体。在美国，这项以患者为中心的创新的领导者是卡姆登医疗服务提供商联盟（Camden）。最初，该模型侧重于更传统的医疗服务管理，但随着时间的推移，这种方法已经扩展到包括评估健康的社会决定因素，如住房保障、粮食安全、心理健康和药物成瘾治疗，以及社区支持。热点分析法已经应用于许多人群，实证结果证实了其在降低成本的同时改善卫生服务绩效、实现以患者为中心等方面的作用。

（3）社区治疗团队　是通过门诊医疗服务团队帮助患有严重精神疾病的弱势患者获得可及可负担的医疗服务。团队成员包括精神科医生、护士、社会工作者和行为健康专家。一名团队成员每周三次访问患者，以帮助患者执行他们的医疗服务计划，这种方法已被发现可有效减少急诊服务和住院治疗的使用。团队能够密切监测患者并及早进行干预，以帮助改善结果并对症状进行有效控制。

参考文献

［1］McCormack, B., Borg, M., Cardiff, S., Dewing, J., Jacobs, G., Janes, N., Karlsson, B., McCance, T., Mekki, T. E., Porock, D., van Lieshout, F. & Wilson, V. Person-cent eredness-the 'state' of the art ［J］.International

Practice Development Journal, 2015,5（Suppl.1）, 1-15..

［2］Norwegian Ministry of Health and Care Services, The Coordination Re-
form. Report No. 47（2008–2009）to the Storting.2009.Available From:
https://www.regjeringen.no/en/dep/ud/dok/regpubl/stmeld/2008-2009/re-
port-no-10-2008-2009-to-the-storting.html?id=565907

［3］Testad I, Mekki T E, Førland O, et al. Modeling and evaluating evi-
dence-based continuing education program in nursing home dementia care
（MEDCED）— training of care home staff to reduce use of restraint in
care home residents with dementia. A cluster randomized controlled trial
［J］. International journal of geriatric psychiatry, 2016, 31（1）: 24-32.

［4］Department of Health and Social Service and Public Safety, Partnership
for Care .2010 . Available From: https://www.gov.uk/government/publica-
tions/primary-care-working-in-partnership

［5］Department of Health, Personalisation through Person-centered Planning.
2010. Available From: https://www.nice.org.uk/guidance/qs13/chapter/De-
velopment-sources

［6］Williams K, Pennathur P, Bossen A, et al. Adapting telemonitoring tech-
nology use for older adults: a pilot study［J］. Research in gerontological
nursing, 2015, 9（1）: 17-23.

［7］Williams K N, Perkhounkova Y, Bossen A, et al. Nursing home staff in-
tentions for learned communication skills: Knowledge to practice［J］.
Journal of gerontological nursing, 2016, 42（3）: 26-34.

［8］Williams K N, Perkhounkova Y, Herman R, et al. A communication in-
tervention to reduce resistiveness in dementia care: A cluster randomized
controlled trial［J］. The Gerontologist, 2016, 57（4）: 707-718.

［9］Department of Health and Human Services, National Plan to Address
Alzheimer's Disease. 2015. Available From: https://aspe.hhs.gov/
alzheimers-dementia

［10］Slater P, Mc Cance T, Mc Cormack B. Exploring person-centered prac-
tice within acute hospital settings［J］. International Practice Develop-
ment Journal, 2015, 5: 9.

［11］World Health Organization, People‐centered Health Care: A Policy

Framework. 2007. Available From: http://www.wpro.who.int/health_services/people_at_the_centre_of_care/documents/ENG‐PCIPolicyFramework.pdf.

［12］陈先辉.家庭医生制度实践:深圳市"以病人为中心的医疗之家"［M］，北京：人民卫生出版社，2017.

［13］张玮.开展家庭医生制服务的可行性分析与对策研究［J］.中国全科医学，2011,14（19）:2136-2138.

［14］鲍勇，杜学礼，张安，孙纬，许速，倪军杰.基于健康管理的中国家庭医生制度研究（待续）［J］.中华全科医学，2011，9（06）:831+904.

［15］凤凰网，上海长海医院卒中中心：以病人为中心的中国实践，2018，引用网址: http://tech.ifeng.com/a/20181031/45206783_0.shtml.

［16］贾鸿雁，郭晓玲，葛彩英，等.基于患者为中心的家庭医疗诊疗模式的智能化社区慢病管理信息系统的设计与建立［J］.中华全科医师杂志，2015,14（11）：880-883.

［17］中国新闻网，"美国模式"家庭医生在四川成都落地生根，2017，引用网址：https://www.cn-healthcare.com/article/20170222/content-489828.html.

［18］Hulscher M E J L, Schouten L M T, Grol R P T M, et al. Determinants of success of quality improvement collaboratives: what does the literature show?［J］. BMJ Qual Saf, 2013, 22（1）: 19-31.

［19］Schoen C, Osborn R, How S K H, et al. In chronic condition: experiences of patients with complex health care needs, in eight countries, 2008［J］. Health affairs, 2009, 28（1）: 1-16.

［20］Evans M, Shaw A, Sharp D. Integrity in patients' stories:'Meaning-making' through narrative in supportive cancer care［J］. European Journal of Integrative Medicine, 2012, 4（1）: 11-18.

［21］Penner J L. Psychosocial care of patients with head and neck cancer［C］. Seminars in oncology nursing. WB Saunders, 2009, 25（3）: 231-241.

［22］Cegala D J, Mc Clure L, Marinelli T M, et al. The effects of communication skills training on patients' participation during medical interviews［J］. Patient education and counseling, 2000, 41（2）: 209-222.

[23] Cegala D J, Chisolm D J, Nwomeh B C. Further examination of the impact of patient participation on physicians' communication style [J]. Patient education and counseling, 2012, 89（1）: 25-30.

[24] Tickle-Degnen L. Nonverbal Behavior and Its Functions in the Ecosystem of Rapport//V. Manusov & M. L. Patterson, The Sage handbook of nonverbal communication, [M], Thousand Oaks: Sage Publications, 2006.

[25] Lorig K, Center S P E. Stanford self-management programs effectiveness and translation [J]. Institute of Medicine, 2004, 2: 1-9.

[26] Heisler M. Overview of peer support models to improve diabetes self-management and clinical outcomes [J]. Diabetes Spectrum, 2007, 20(4): 214-221.

[27] Ward B W, Schiller J S, Goodman R A. Peer reviewed: multiple chronic conditions among us adults: a 2012 update [J]. Preventing chronic disease, 2014, 11: 1-14.

[28] Lorig K R, Holman H R. Self-management education: history, definition, outcomes, and mechanisms [J]. Annals of behavioral medicine, 2003, 26(1): 1-7.

[29] Britt E, Hudson S M, Blampied N M. Motivational interviewing in health settings: a review [J]. Patient education and counseling, 2004, 53（2）: 147-155.

[30] Paterson B L. The shifting perspectives model of chronic illness [J]. Journal of nursing scholarship, 2001, 33（1）: 21-26.

[31] Corbin J M, Strauss A. Unending work and care: Managing chronic illness at home [M]. New York: Jossey-Bass, 1988.

[32] Achieving High Quality Care: Practical Experience from NICE [M]. New York: John Wiley & Sons, 2014.

[33] Mc Pherson M, Arango P, Fox H, et al. A new definition of children with special health care needs [J]. Pediatrics, 1998, 102（1）: 137-139.

[34] Stein R E K, Bauman L J, Westbrook L E, et al. Framework for identifying children who have chronic conditions: the case for a new definition

［J］. The Journal of pediatrics, 1993, 122（3）: 342-347.

［35］Van Cleave J, Gortmaker S L, Perrin J M. Dynamics of obesity and chronic health conditions among children and youth［J］. Jama, 2010, 303（7）: 623-630.

［36］Koplan J P, Liverman C T, Kraak V I. Preventing childhood obesity: health in the balance: executive summary［J］. Journal of the American Dietetic Association, 2005, 105（1）: 131-138.

［37］Ogden C L, Carroll M D, Curtin L R, et al. Prevalence of overweight and obesity in the United States, 1999-2004［J］. Jama, 2006, 295（13）: 1549-1555.

［38］Rosenthal M P. Childhood asthma: considerations for primary care practice and chronic disease management in the village of care［J］. Primary Care: Clinics in Office Practice, 2012, 39（2）: 381-391.

［39］Wagner E H, Austin B T, Davis C, et al. Improving chronic illness care: translating evidence into action［J］. Health affairs, 2001, 20（6）: 64-78.

［40］Fine L J, Philogene G S, Gramling R, et al. Prevalence of multiple chronic disease risk factors: 2001 National Health Interview Survey［J］. American journal of preventive medicine, 2004, 27（2）: 18-24.

［41］Beck J C. Geriatrics review syllabus: a core curriculum in geriatric medicine［M］. New York: John Wiley & Sons, 2002.

［42］Inouye S K, Bogardus J S T, Baker D I, et al. The Hospital Elder Life Program: a model of care to prevent cognitive and functional decline in older hospitalized patients. Hospital Elder Life Program［J］. Journal of the American Geriatrics Society, 2000, 48（12）: 1697-1706.

［43］Inouye S K, Baker D I, Fugal P, et al. Dissemination of the hospital elder life program: implementation, adaptation, and successes［J］. Journal of the American Geriatrics Society, 2006, 54（10）: 1492-1499.

［44］Bui A L, Fonarow G C. Home monitoring for heart failure management［J］. Journal of the American College of Cardiology, 2012, 59（2）: 97-104.

［45］Fountain L B. Heart Failure Update: Chronic Disease Management Programs［J］. FP essentials, 2016, 442: 31-40.

［46］Steiner B D, Denham A C, Ashkin E, et al. Community care of North

Carolina: improving care through community health networks [J] . The Annals of Family Medicine, 2008, 6 (4) : 361-367.

[47] Kaufman S, Ali N, DeFiglio V, et al. Early efforts to target and enroll high-risk diabetic patients into urban community-based programs [J] . Health promotion practice, 2014, 15 (2_suppl) : 62-70.

[48] Miller A, Cunningham M, Ali N. Bending the cost curve and improving quality of care in America's poorest city [J] . Population health man-agement, 2013, 16 (S1) : S-17-S-19.

[49] Bond G R, Drake R E, Mueser K T, et al. Assertive community treatment for people with severe mental illness [J] . Disease management and health outcomes, 2001, 9 (3) : 141-159.

第六章

以患者为中心的医疗服务的认证、评估和改革政策

第一节 │ 以患者为中心的医疗服务的认证机制

　　以患者为中心的医疗服务的认证机制主要是指对相应医疗机构在提供医疗服务过程中能否体现和满足"以患者为中心"的理念、条件和标准，并对其资质进行评估和审查，若能通过，将会得到相应权威机构的认证。

　　认证机制的建立将使不同的相关方均能够从中获益：从政府角度来讲，将有助于实现更加方便的监管；从医疗服务提供机构的角度来讲，认证一方面将有助于其实现标准化管理，另一方面也有助于提升其自身品牌价值，进而实现竞争力的提升；从支付者角度来讲，将有助于其制定支付标准，减轻支付者的压力。从实践中来看，以患者为中心的医疗服务能够提升医疗服务质量、减少医疗卫生成本、改善患者体验、提升员工满意度，进而使得整体医疗体系水平实现提升，而建立相应的医疗服务认证机制是促成以患者为中心的医疗服务提供机制建立与实现的重要动力。

　　当前，美国已经建立起了相对成熟和系统的认证机制。在美国，以患者为中心的医疗服务提供模式称为以患者为中心的医疗之家（PCMH），在全国范围内有多家机构可以对医疗机构是否属于PCMH进行认证，其中最权威、应用范围最广泛的是全国医疗控制委员会（National Commission Quality Assurance, NCQA）对PCMH进行的认证。NCQA是首个对PCMH进行认证的国家级别机构，并且得到了包括医疗机构、支付方、患者等各方广泛认可。在2008年，NCQA与美国家庭医师学会、美国儿科学会、美国内科医师学会、美国骨科协会等机构共同发布了《以患者为中心的医疗之家联合原则》（Joint Principles of the Patient-Centered Medical Home），明确了PCMH的必备要素和标准，包括私人医生、医生指导的医疗实践、全

人导向、协调和整合的医疗服务、质量和安全、增强的可及性、支付改革
等基本原则，并基于此启动了对PCMH的认证项目。NCQA认证项目的
目标是："推动基本医疗实践的转变，同时确保认证在不同规模、设置水
平（例如，独立、多站点和社区健康中心）、信息化能力、服务人群和地
点（例如，城市和农村）均可以实现"。为了实现这一目标，NCQA确定
了PCMH的六个方面的标准，每个标准都与基本医疗的核心组成部分保持
一致：以患者为中心的可及性、团队医疗服务、人群健康管理、医疗服务
管理和支持、医疗服务协调和医疗服务过渡、绩效评价和质量改进。

基于以上六个标准，NCQA建立了一套完整严密的评估认证体系，见
表6-1。NCQA对于PCMH认证程序中的概念和指标是基于PCMH模型和
最佳循证实践构建的。PCMH最终的认证要求是根据PCMH咨询委员会
（Advisory Committee）和临床计划委员会（Clinical Programs Committees）
的意见制定的。其中咨询委员会包括医疗机构、医学协会、医生团体、健
康保险计划及消费者和雇主团体的代表。委员会分析评估认证指标的概念
和标准及明确PCMH识别数据，指标概念和标准会进行公开发布，并征询
相关方的意见，作为最终实施认证标准的参考。

表6-1 NCQA进行认证的结构

	含义
标准	与PCMH整体理念最核心相关的六个标准维度，即以患者为中心的可及性、团队医疗服务、人群健康管理、医疗服务管理和支持、医疗服务协调和医疗服务过渡、绩效评价和质量改进
指标	必须通过五个概念领域的所有40分的核心标准和至少25分的附加标准
能力	医疗机构应该具备的能力，根据指标进行分类，不算分

NCQA对医疗机构进行认证的过程并非只是一般意义上的仅仅对是
否符合相应指标进行验证，而实际上更是一个协助医疗机构构建PCMH
模式并不断持续改进的过程，见表6-2。其大致可以划分为三个阶段：承

诺（Commit）—转型（Transform）—后续（Succeed）。在承诺阶段，主要是医疗机构与NCQA达成认证的共识，并在此基础上由NCQA指导医疗机构进行转型之前的基础评估与准备工作；在转型阶段，医疗机构按照NCQA认证的标准与指标对本身业务模式进行调整，在此过程中NCQA为医疗机构提供多种类型（线上、线下等）与多个层次（方法论与实际操作等）的培训与指导，协助其完成转型，并对其是否完成转型进行评估与认证；在后续阶段，即医疗机构完成向PCMH模式的转型之后，每年提交相关的绩效数据与资料，并撰写提交年度报告，由NCQA进行再次评估和认证。NCQA对PCMH的识别有三个级别，分别对应不同的要求和标准以满足不同类型和程度的医疗机构的认证需求，已建立的PCMH也可以继续根据NCQA年度的评估进行改进提升，从1级升级到3级。在医疗机构得到NCQA的认证之后，其相关信息会在NCQA的网站进行公示，包括医疗机构类型、地址等基本信息及医疗机构中执业的相关医师的信息，并根据每年的评估结果进行信息的更新。实证研究证明，NCQA的认证对于提升PCMH的服务质量是有作用的。

表6-2　NCQA与参与认证的医疗机构不同阶段的工作重点

	承诺阶段 （Commit）	转型阶段 （Transform）	后续阶段 （Succeed）
医疗 机构	• 评估基于当前临床实践和资源确定转化的优先级和能力 • 与NCQA一起努力追求NCQA PCMH的转型和认证 • 完成在线指导评估 • 与指定的NCQA代表合作制订评估计划，确定转型的支持和教育 • 审查旨在支持转型的新NCQA在线教育资源	• 实施转换为PCMH所需的更改 • 在NCQA评估员的在线虚拟登记会议中提交初始文档并进行审核 • 与NCQA评估员一起参加另外两次虚拟评价，提交文件，确认进度并积累分以获得认证	• 维持当前的PCMH活动并继续发展为医疗之家并改善患者医疗服务 • 必要时实施满足新PCMH要求的诊疗活动 • 与NCQA进行年度检查，以确认作为PCMH的持续成功；根据报告要求提交文件 • 作为NCQA PCMH赢得另一年的认证

续表

	承诺阶段 （Commit）	转型阶段 （Transform）	后续阶段 （Succeed）
NCQA	•提供信息和资源，协助医疗机构的决策过程，以寻求转型和NCQA认证 •回答所有问题并致力于解决转型中出现的问题 •指定一名代表作为NCQA的主要联系人 •提供在线自我评估 •与医疗机构一起制订评估计划 •确定资源和教育，以支持医疗机构的转变	•（代表）监督医疗机构的转型进度 •（代表）联系医疗机构（或其认证内容专家），若转型速度低于预期，讨论可能的障碍并提出解决问题的资源和教育机会 •指派评估员进行认证评审 •（评估员）进行三次虚拟评价，以确定医疗机构是否正在转变并满足PCMH识别要求 •审查医疗机构的最终提交材料，并将其转发给NCQA同行评审委员会，以评估和确认初始批准 •通知医疗机构其认证状态	•进行年度登记，以确认该医疗机构继续进行持续的转型活动 •文件在年度审查中进行变更（即新的临床医师，新的网站地址） •评估医疗机构提交的数据和文档，证明持续转型 •审核随机抽样的医疗机构提交的文件，以验证PCMH要求和指导方针是否得到满足（重点关注通过年度报告中要求医疗机构解决的领域）

通过对美国NCQA的认证机制的介绍与分析来看，建立以患者为中心的医疗服务认证机制有如下几个关键点。

（1）独立第三方认证机构　美国的NCQA是独立于政府机构的组织，是作为独立第三方组织提供认证服务，防止其在评估过程中被某些利益集团所利用，保证了其独立性与权威性。

（2）标准透明的认证流程　在认证流程方面，做到了标准化，NCQA将其评价标准和评价程序在网站上明确列出，并且接受多方监督，确保了其评价过程的透明。

（3）动态化准入与退出机制　PCMH并非是一次性认证，而是一个持续性的过程，当其连续评估不符合NCQA的标准的时候，就触发了退出机制，这保证了NCQA认证下的PCMH服务提供的质量。

（4）多样化与标准化并存　标准化是指建立相应的认证框架，多样化则是指在标准框架下，多种具体服务提供形式并存，既能够保证医疗服务机构符合"以患者为中心"的服务理念，也能够最大限度满足其自身发展特点。

（5）不仅仅是评估，而是一个通过评估认证协助医疗机构提升能力的过程 NCQA对医疗服务机构的认证不仅是对其现状的评估和认证，也会通过一系列标准去引导和帮助医疗机构向符合"以患者为中心"方向进行转型，以及后续会提供系列支持，帮助PCMH服务能力的提升。

（6）支付方的支持 得到NCQA认证的PCMH在医保支付方面都会得到一定的优惠和支持，一方面提升了其市场竞争力，另一方面也进一步引导了普通医疗机构向PCMH的转型。

第二节 ｜ 以患者为中心的医疗服务质量的评估

高质量的医疗服务提供是医疗服务体系的核心目标之一，实证研究证明"以患者为中心"的模式能够显著提升医疗服务质量，其中一方面重要原因就是由于建立了常规性的医疗服务质量评价机制，通过持续的评估、反馈与改进促进PCMH医疗服务质量的提升。

1."以患者为中心"模式下的医疗服务质量

对于医疗服务质量的界定经历了一个从狭义到广义的转变。从狭义角度来讲，医疗服务质量主要指的是临床质量，即通过合理的技术为患者提供正确的诊疗服务，从纯技术层面对医疗服务质量的内涵进行了界定。但这样的概念仅仅能反映出患者在就诊过程中得到的诊疗服务的质量，难以反映患者在就诊过程中其他方面的服务，同时也难以对其他环节的医疗服务质量，例如预防等，进行反映。20世纪70年代，在世界卫生组织的倡导下，初级诊疗（primary care）的理念与模式开始流行，医疗服务模式开始向生物-心理-社会-环境的医学模式转变，医疗服务的范围也开始包括预防、诊疗、保健康复等一系列环节。在此背景下，众多学者从不同的方面和角度对医疗服务质量的概念进行了界定，目前有三个概念得到了较为广泛的认同，一是美国医疗质量评价局（Office of Technology Assessment，OTA）提出的主要关注患者总体期望结果，认为"医疗服务质量是指在现有的医学技术条件下，所能取得的最大的关于患者期望结果的提升"；二是Donabedian教授基于"结构-过程-结果"模型提出的，认为"医疗服务质量是通过合理的医学技术和方法，在恢复患者身心健康和实现患者满意两个方面获得期望的结果"；三是美国卫生机构资格认证委员会（Joint Commission on Accereditation of Healthcare Organization，JCAHO）提出的"在目前的医学水平条件下，通过向患者提供健康服务，所能达到的最理想的水平"。以上三个概念均体现了医疗服务质量内涵的扩展，一定程度上均体现出了"以患者为中心"的理念。与之对应，医疗服务质量的外延也得到了很大程度上的延伸，包括患者的治疗效果、就诊服务、等待时间、就诊负担、满意度等方面的综合质量，即为广义上的医疗服务质量。"以患者为中心"的医疗服务质量则在此基础上更加强调回应患者各方面的需求，并且更加注重患者的感知服务质量和满意度。

2. 以患者为中心的医疗服务质量的评估——PCMH的评估

在美国，PCMH已经成为"以患者为中心"医疗服务模式的代表，对于PCMH的评估，不同机构根据不同的评估领域开发了许多评估模型，见

表6-3。Stange（2010）经过对美国多个PCMH认证机构的评估标准进行总结，归纳出如下9个原则：①强调完善的基本医疗原则；②从PCMH本身运营的改变进行评估，同时对医疗服务系统和支付系统的改变进行评估；③评估患者与医疗服务系统和社区合作伙伴关系的质量和功能；④对PCMH内部能力进行评估；⑤通过强调PCMH中更容易测量的工具方面，而不是复杂相互作用关系方面；⑥同时使用定性和定量的数据对PCMH进行评估，同时考虑PCMH所处的实际环境与相关背景；⑦考虑哪个视角和水平（例如患者、家庭、机构、医疗服务系统、社区、人口）与评估领域和整体最相关；⑧PCMH的不同实践与模式正在发展过程中，与此同时医疗服务系统也是在共同发展的，提出单一的评估标准是为时过早的（评估标准的多元性）；⑨PCMH的转型成本主要发生在机构和医疗系统层面，而效果和价值体现在患者、医疗机构、社区、人群、劳动力等多个层面。

表6-3 美国对于PCMH评估开发的模型

模型名称	开发者或机构	评估领域
Primary Care Assessment Survey （PCAS）	Safran	基本医疗
Ambulatory Care Experiences Survey （ACES）	Safran	门诊
Primary Care Assessment Tool （PCAT）	Starfield	基本医疗
Components of Primary Care Instrument （CPCI）	Flocke	基本医疗
Clinician-Group Consumer Assessment of Health-care Providers and Systems （CG-CAHPS）	Agency for Healthcare Research and Quality	基本医疗
Assessment of Chronic Illness Care （ACIC）	\	慢性病
Medical Home Index （MHI）	\	儿科
Consultation Quality Index （CQI）	John Howie	基本医疗

3. NCQA对PCMH医疗服务质量的评估

NCQA将对PCMH的评估纳入了其每年对PCMH的年度认证中。NCQA要求PCMH进行持续的QI（Quality Improvement）流程，并对其有三个要求：第一，设定有助于提高绩效的目标；第二，制订目标并解决至少一个针对弱势群体的服务中存在的差异；第三，让患者/家庭参与QI团队或实践咨询委员会。

NCQA对PCMH的评估主要由两部分组成，第一部分是由PCMH每年按照NCQA要求提供的自评报告，又称为PPC®-PCMH™（Physician Practice Connections-Patient Centered Medical Home）；第二部分是PCMH通过电子信息系统按照PCMH质量评估要求，传输相关数据进行评估（electronic clinical quality measure, eCQMS），eCQMS与PCMH的自评报告相比，内容与指标相对简略。

PPC®-PCMH™自评报告从九个方面设置了标准，包括可及性与交流、患者追踪与注册、医疗管理、患者自我管理支持、电子处方、测试追踪、转诊追踪、绩效报告与改进、电子沟通先进性，共包括了166个项目，其中46%的项目是对PCMH内部需要使用的某些电子信息技术的机构功能的评价，14%的项目是对三种特定的慢性病管理患者的评价，13%的项目是对协同医疗的评价，9%的项目是对可及性的评价，5%的项目是绩效报告相关评价，4%的项目是对机构临床数据的评价，以及对于非医疗相关员工使用及对患者就诊体验数据的收集各占2%的项目，预防性服务、医疗服务持续性和医患沟通各占1%的项目。NCQA在2009年发布的《Planned Evolution of PPC-PCMH Requirements》中进一步要求"更好地理解如何去评估'以患者为中心'及在患者体验、质量与成本方面的产出"。

4. 美国家庭医生学会对医疗机构评估

美国家庭医生学会（AAFP）作为基本医疗理念的积极倡导者，并基于此开发了一整套评估框架和工具，见表6-4。AAFP致力于促进高质量并具有成本效益的医疗服务。AAFP支持医疗质量改进工作，所开发和应用的绩效指标（无论是单体机构还是处于整合机构中）具有以下属性。

（1）重点关注改善对患者至关重要的过程和服务结果。

（2）响应患者的文化、价值观和偏好。

（3）根据最佳证据，反映出与适当的专业判断相一致的服务上的差异。

（4）考虑在实践环境下的系统与资源差异。

（5）不要在质量和适当性上分别评估服务成本。

（6）考虑数据收集的负担，特别是在多种措施整合的情况下。

（7）方法使用上的透明性。

（8）评估患者的健康、满意度、可及性、差异和健康状况。

（9）定期更新或当新的医学证据出现时进行更新。

（10）在所有的支付者之间达到协调平衡。

表6-4　AAFP提出的医疗机构可开展的评估类型

类型	定义	示例
结构	衡量医疗服务组织或临床医生与提供医疗服务能力相关的基础设施、特征或特征的措施，例如设备、人员或政策	使用电子健康记录（EHR）的提供者百分比 员工与患者的比例 在登记处追踪的糖尿病患者百分比
过程	侧重于对医疗服务具体步骤的评估，例如决策依据、预期结果的可能性以及是否合乎伦理道德	缺血性血管疾病：使用阿司匹林或其他抗血栓形成 结直肠癌筛查 血栓溶解

续表

类型	定义	示例
产出（包括中间产出）	评估医疗服务结果的措施，例如临床事件、康复和健康状况。结果可能是消极的或积极的，中间结果是导致长期结果的指标或结果	哮喘控制优化 糖尿病长期并发症的入院率 控制高血压
患者报告的产出-绩效测量和服务体验的测量	使用直接来自患者、家人或医疗服务人员的信息对患者的健康状况、生活质量、健康行为或医疗服务经验进行的特殊结果测量，无需临床医生或其他任何人的解释	医疗服务提供者和系统的消费者评估（Consumer Assessment of Healthcare Providers and Systems，CAHPS）；患者体验在12个月时获得患者激活评分（PAM） 抑郁症在12个月时缓解
资源利用/成本/效率	评估服务成本、使用资源（人员、用品等），不当使用资源或提供服务效率的测量	人均总费用 成人急性支气管炎可避免使用抗生素 成本测量
综合评估	结合了几个单独的测量，产生一个结果，为特定区域或疾病提供更完整的质量评估情况	综合糖尿病医疗服务 药物使用筛查和干预 最佳的血管医疗服务

AAFP开发了多种类型的评估，从不同的角度进行相关评估指标的开发，并为医疗机构选取某种或某几种类型的评估提供指导原则，包括：①与机构和机构服务的人群相关；②解决医疗服务提供中已知的差距；③与机构目标保持一致；④与国家或地区的评估与测量保持一致，例如基于绩效的奖励支付系统（Merit-based Incentive Payment System，MIPS）、支付方等；⑤对患者是重要的。

为减轻医疗机构在绩效评估方面的成本与压力，AAFP加入了核心质量措施合作组织（Core Quality Measures Collaborative，CQMC）。CQMC是一项公共部门和私人部门等多个利益相关方共同努力，旨在为各种类型的医疗机构定义核心测量评估集，进而提升各评估主体之间协调性的组织。这项工作旨在通过减少评估指标选择、评估规范、评估实施过程和报告制订等方面的差异，进而对患者、雇主、支付方和临床医生更有用和有意义以减少被评估医疗机构的负担和成本。该组织的目标是减轻负担，并使公共和私人支付方之间的评估更加一致。在AAFP的推动下，制定了适用于责任保险组织和PCMH基本医疗的核心评价指标框架，并得到了国家医疗保险和医疗补助服务中心（Centers for Medicare & Medicaid Services, CMS）的认证，该指标框架结合对多个评估机构的指标进行了整合。

在对具体的指标进行评估时，AAFP推荐采用的方法为对标法（benchmark），对标法通过将流程和绩效指标与业内最佳绩效和实践进行比较。对标法中的对标对象可以在机构内部设置，也可以从临床数据登记处、付款人（如CMS MIPS质量基准）和认证机构[如国家质量保证委员会NCQA的健康计划衡量标准（Healthcare Effectiveness Data and Information Set, HEDIS）]等外部机构进行获取。AAFP强调对标对象应具有挑战性，但同时通过机构的改革可以实现激励改进。

第三节 | 推进以患者为中心的医疗服务政策：国内外的经验

在本部分将以美国PCMH为例，通过对PCMH发展的历程进行梳理，从中发现关键的政策相关点，并从两个层面进行分析：第一个层面是如何将PCMH的理念融入模式的构建，进而在全国范围内进行推广；第二个层面是如何通过政策设计与引导，推动医疗机构向PCMH进行转型。

（一）PCMH在美国的发展历程

PCMH在美国的发展可以大致分为三个阶段。

如本书第二章的介绍，第一阶段为PCMH概念的起源。20世纪60年代，美国儿科学会（AAP）首次提出了"医疗之家"（Medical Home, MH）的概念，主要是针对儿童患者，用于收集其病历和健康信息，并在其基础上为儿童患者的诊疗过程提供信息化支撑，在此过程中提出了一种具有可及性、协调性、全面性及持续性的服务模式，并且在服务过程中应该以患病儿童为中心。但在本阶段，医疗之家更多停留在患者信息收集与协调的技术层面，并未对这种模式进行进一步实践。

第二阶段，PCMH模式的初步建立。1979年夏威夷基于医疗之家的理念开始了一次医疗改革，将健康之家的概念运用到了儿童健康计划中，将"医疗之家"定义为一种以患儿及其家庭为中心，以社区为基础，向儿童提供连续性、综合性、计划性医疗服务的服务模式。在此基础上，医疗之家这一服务模式开始在夏威夷进行全面推广，1984年医疗之家这一服务模式被正式纳入夏威夷家访计划；1985年，医疗之家服务模式被纳入儿童急诊医疗服务；1986年，夏威夷《残疾人教育法》将对婴幼儿的家庭照护、医疗服务及教育也纳入了医疗之家模式的服务内容中。基于医疗之家服务模式的实践经验，1989年，美国儿科学会召开了第一次医疗之家会议，将医疗之家服务模式及夏威夷的实践经验介绍给佛罗里达州、明尼苏达州等全国各地的儿科医院和儿科医生团队，并讨论在其他各州开展医疗之家服务模式的可行性，此次会议对医疗之家理念与模式在全国范围内的传播奠定了良好的基础；在此基础上，美国儿科学会分别于1992年和2003年对医疗之家进行了定义的完善与补充，并不断进行细化，医疗之家的理念在全国范围内儿科领域得到了广泛的认同，这也为PCMH的形成与建立奠定了良好的基础。

第三阶段，PCMH的建立。2002年，美国主要的七个家庭医学相关的行业协会联合推出了家庭医生未来计划（Future of Family Medicine，FFM），建议在美国将初级诊疗（Primary Care）进行进一步升级，在已有的服务内容提供基础上，将医疗资源进行整合，将预防康复等服务纳入其中，以患者需要作为中心转变服务提供模式，以"医疗之家"的模式和理念为患者提供针对性的医疗服务。学术界也对"医疗之家"模式服务产生的效果进行了实证研究：Spann对FFM的效果进行了研究，发现FFM实施之后两年，美国医疗总费用下降了5.6%，与此同时，医疗服务质量也有一定程度的提升；Starifiled研究发现，"医疗之家"服务模式有助于提升患者和居民的健康水平，降低医疗服务提供成本，并进一步可以提升医疗服务在不同人群中的公平性。大量对医疗之家效果的实证研究极大提升了此模式进行推广的可行性。在大量的实践经验与实证研究的基础上，美国医师协会2006年在全国范围内开始对"以患者为中心"的提供连续性和综合性医疗服务的"健康之家"模式进行推广，即PCMH（Patient-centered Medical Home）。随后，美国成立了专门的负责对PCMH模式进行推广的美国基本医疗协会（PCPCC），2007年美国基本医疗协会的成员机构明确并共同签署了PCMH的基本原则，至此"以患者为中心"的PCMH模式在美国基本得到了确立。

在此基础上，美国开始在全国范围内大规模推广PCMH模式，2008年美国国家质量认证委员会（NCQA）启动了针对PCMH的认证与评估项目，并成功通过对PCMH的认证和评估不断提升PCMH的服务水平和管理水平；同年，联邦基金发起了"健康之家"推广计划，项目为期五年，项目范围包括了五个州内的医疗服务机构向PCMH模式进行转型。

另外，美国的支付方也通过不同形式开展对PCMH转型的支持。2010年美国奥巴马政府提出的《平价医疗法案》（The Affordable Care Act, ACA）中提出支持普通社区医疗机构向PCMH模式的转型，并扩大了对PCMH所提供服务的支付范围，将其所提供的基本医疗服务全部纳入了支付范围，并将提供1%的医保资金预付金，以鼓励和促进PCMH模式的开展。与此同时，开始在全国范围内试点责任制医疗组织（Accountable Care Organization, ACO），ACO将PCMH的理念嵌入其中，通过将不同的级别和类型的医疗机构（包括社区医疗机构、专科医院、医疗服务康复机构等）进行一定程度的整合，为指定人群提供整合、连续的医疗服务，体现了"以患者为中心"的理念，按照PCMH的服务提供模式为管理的人群提供服务，进一步推动了PCMH理念和模式的发展。

通过对美国PCMH模式缘起、发展及最终形成并推广的历程进行梳理，可以发现PCMH模式的发展是由学会/协会发起，并在部分地区进行试点，由专家学者进行效果验证，在此基础上向全国进行推广。与此同时，由于PCMH在降低医疗费用、提升医疗质量等方面的效果显著，也得到了支付方（包括政府主导医疗保险与商业医疗保险）的大力支持，进而得以更加顺利进行与转型。另外，在转型过程中，责任制医疗组织的推行也推动了PCMH的发展。同时，相关的学会通过出台关于PCMH标准，帮助基层医疗机构向PCMH更加顺利转型。

1. 相关的学会/协会的主导推动

相关的学会/协会在PCMH模式形成到推广的整个过程中起到了主导作用。主要从以下几个方面推动PCMH模式的建立：一是概念的提出，提出了PCMH的概念，并根据实践中的实践情况不断调整与充实；二是相关理论与工具的开发与应用，对PCMH相关的理论进行了充分研究，并基于此开发了一系列指导工具；三是相关机制的设立，包括认证机制、评估机制、与其他医疗机构的协作机制等；四是技术标准的确定，包括服务标准、管理标准及信息标准等；五是培训与指导，协助相关的医疗机构在人员、管理等方面进行培训与指导，协助其转型；六是倡导，通过会议、研究报告等方式进行倡导，为PCMH争取更多资源（医保、政府等）的支持。

2. 从试点到推开的改革过程

PCMH模式的确立经历了一个从试点到推开的过程，首先从一个地区"以患者为中心"模式改革中获得充分的改革实践经验，在此基础上向全国介绍理念与经验。另外，体现"以患者为中心"服务模式的推行与实践是从儿科开始，在获得一定成功，效果得到验证之后，进而将其理念与模式推行到全科领域。这种先试点后推开，从局部到全面的改革过程，能够有效保证改革模式的有效性及降低改革成本。

3. 支付方的支持与引导

在整个PCMH模式建立的过程中，支付方的支持与引导起到了非常重要的作用，考虑到PCMH已经在降低医疗费用、提高医疗质量等方面具有显著效果的基础上，支付方（包括Medicaid、Medicare及商业保险）一方面通过加大对基层医疗机构的支付力度以支持其向PCMH的转型（例如ACA法案中所规定的Medicaid和Medicare对PCMH模式的补贴），另一方面通过支付方式的改革，从原来的按服务付费模式FFS（Fee-for-Service）

向按价值付费模式FRV（Fee-for-Value）转变，通过具体的按绩效付费（merit-based incentive system，MIPS）的方式引导机构的转型。

4. 责任制医疗组织与PCMH的结合

责任制医疗组织（ACO）通过对不同区域内不同类型医疗机构的整合，保证了患者就诊的无缝连接，实现了PCMH中为患者提供连续性服务的理念。在ACO中，不同医疗服务要共同为患者的最终医疗结果和全程医疗体验负责，一方面用多达33项的考核指标来控制质量，一方面用医保基金或收入的共享结余比例来鼓励降低成本，进而具有较强的动力开展对患者前期的预防、健康管理等工作，进一步促进了PCMH的发展。

5. 学术支持

基于实证的学术研究在PCMH模式建立及推广的过程中起到了重要的支持作用，首先对于相关学会/协会进行标准制定、效果评估等提供了学术与理论支持，另外在推广过程中，能够直观科学地展现PCMH所能带来的效果，为获得支付方及政府等相关方的资源提供了支持。

（二）"以患者为中心"相关政策国内开展情况

2015年10月召开的十八届五中全会提出了"推进健康中国建设"，2016年全国卫生与健康大会召开，再次强调"推进健康中国建设，努力全方位全周期保障人民健康"，提出"要把人民健康放在优先发展的战略地位",并提出了"以基层为重点,以改革创新为动力,预防为主,中西医并重,将健康融入所有政策"的新时期卫生工作方针。2016年10月,《"健康中国2030"规划纲要》出台,不仅在卫生医疗方面提出了相关的规划,并且在环境、体育、健康产业等方面也提出了具体的要求。健康国家建设已经通过政策程序上升为国策,并制定了相应的规划,我国卫生领域的发展观念从"以治疗为中心"向"以健康为中心"转变。在此背景下,基层医疗机构以其所具有的"六位一体"[1]定位,成为"健康中国"建设的重要载体,而以基层医疗机构作为依托开展的家庭医生签约制度则成了"健康中国"建设的重要组成部分。

与此同时,家庭医生签约制度作为我国分级诊疗制度建设的两个重要抓手之一,是优化我国医疗资源结构的重要政策措施,也要求通过优质的医疗服务将患者留在基层,以及通过对居民患者的健康干预让居民少生病,并且与上级医院建立起相应的转诊与协作机制。

综上,我国的家庭医生签约制度的建设是最能够体现"以患者为中心"理念与特点的政策,因此本部分对我国家庭医生签约制度建设中实现以患者为中心的医疗服务与管理情况进行介绍,对开展实践的先进地区的案例进行分析与总结。

1. 家庭医生制度建设沿革

改革开放后,我国开始逐渐探索具有中国特色的社区卫生服务,我国家庭医生签约工作基本上依托于社区卫生服务机构开展。1999年,原卫生部等十部委联合发布《关于开展城市社区卫生服务的若干意见》,

---

[1] "六位一体"是指集预防、保健、医疗、康复、健康教育及计划生育技术指导六位于一体的社区医疗卫生服务网络体系。

部分基层医疗资源丰富的发达地区开展了家庭医生服务的探索工作。北
京市在家庭医生签约工作上先行一步，在2004年建立《家庭医生准入
制度》，并逐步与社区居民签订家庭医生服务合同，经过三年的探索，
开始在全市推行家庭医生责任制。北京市建立了全科服务团队，包括一
名医生、一名护士和预防保健医生，并基于此开展基层首诊和分级诊
疗。但是由于相关配套政策不足等原因，北京市社区首诊等执行效果并
不好。但是北京市关于家庭医生签约的制度探索仍为其他地区家庭医生
签约工作的开展提供了良好的示范，到2010年底，全国试点家庭医生
签约工作的省市已经达到13个，其中上海、深圳等城市的探索取得了
一定的成效。

在总结前期多个地区试点工作的经验基础上，家庭医生签约工作在全
国范围内进行推广的时机已经基本成熟。2011年，国务院发布《关于建立
全科医生制度的指导意见》，提出"建立健全以全科团队为基础的服务模
式，建立家庭医生制度，逐步实施基层首诊和分级诊疗"。2016年，国务
院医改办、国家卫生计生委等七部委发布《关于推进家庭医生签约服务的
指导意见》(以下简称《指导意见》)，成为指导我国家庭医生签约工作的
顶层设计，家庭医生签约工作作为分级诊疗的重要抓手和深化医药卫生体
制改革的重要组成部分，在全国范围内得以开展。

《指导意见》中提出了"重点在签约服务的方式、内容、收付费、考
核、激励机制等方面实现突破"，在此基础上，逐步扩大覆盖范围，提出
"到2017年家庭医生签约服务覆盖率达到30%以上，重点人群签约服务覆
盖率达到60%以上。到2020年，力争将签约服务扩大到全人群"。《指导意
见》从签约服务主体、服务内涵、签约服务收付费机制、签约激励机制、
绩效考核、强化技术支撑五个方面提出了具体工作要求，初步建立起我国
家庭医生签约工作的政策框架，见表6-5。

表6-5　我国家庭医生签约的政策框架

政策要求	具体政策
明确签约服务主体	明确家庭医生为签约服务第一责任人 实行团队签约服务 签订服务协议 鼓励组合式签约
优化签约服务内涵	明确签约服务内容 增强签约服务吸引力
健全签约服务收付费机制	合理确定签约服务费 发挥家庭医生控费作用 规范其他诊疗服务收费
建立签约服务激励机制	完善家庭医生收入分配机制 完善综合激励政策
加强签约服务绩效考核	建立定期考核机制 发挥社会监督作用
强化签约服务技术支撑	加强技术支持 发挥信息化支撑作用

　　家庭医生团队提供的服务包括基本医疗服务、公共卫生服务和健康管理服务。基本医疗服务主要是针对居民常见多发病的诊断治疗，并包括向上级医疗机构的转诊等内容；公共卫生服务主要包括国家公共卫生服务的内容；健康管理服务主要包括健康评估、健康教育等方面的内容。其中，基本医疗服务和公共卫生服务为必须向所有签约居民提供的服务内容，而健康管理服务属于更加个性化的服务，由各地根据实际情况选择性提供。不过从各地家庭医生签约的实际情况来看，很多地区已经将健康管理服务的内容纳入了向所有签约居民提供的服务包中。家庭医生服务包的内容包括了从预防、治疗、康复等全流程的服务，并且提供具有居民和患者针对性需求的健康管理服务，体现了"以患者为中心"服务理念，并且通过基层首诊、组合式签约、建立绿色转诊通道等方式，构建紧密无缝的上下转诊机制，进而实现向连续、综合、协调的服务提供模式转型。

与此同时，家庭医生签约制度从供需两个方面引导患者去基层就医，从需求方角度来看，一方面通过建立优质的服务包满足患者基本的常见多发病及日常健康保健的需求，另一方面通过长处方、医保差异化支付、对于转诊患者不重复计算起付线等方式引导患者向基层下沉；从提供方角度来看，完善家庭医生收入分配机制、编制、薪酬、职称等方面重点向全科医生倾斜等措施，提升家庭医生提供相应服务的积极性，并通过建立定期绩效考核制度、社会监督等对家庭医生的服务进行考核。同时也提出了加强技术支持，发挥信息化支撑作用，通过信息手段增强家庭医生在服务与转诊方面的便利性。

2. 案例——深圳市"以患者为中心"家庭医生制度建设

（1）深圳市家庭医生制度建设的沿革　早在2009年，深圳市便率先在部分区域开展家庭医生签约工作的试点，并且取得了一定的成效。2016年，国务院办公厅出台《关于推进家庭医生签约服务的指导意见》之后，深圳市在全市范围内开始推广家庭医生签约工作。为了对全市的家庭医生签约工作提供指导，2017年和2018年，深圳市相继出台了《深圳市家庭医生服务管理办法（试行）》和《家庭医生服务规范》，对家庭医生服务的内涵、服务团队组成、服务对象、服务内容和流程及评价体系进行了明确，这也是全国范围内首次在市级层面出台的关于家庭医生服务指导性文件。

（2）深圳市家庭医生签约制度的基本内容

① 明确了家庭医生服务的四大原则：家庭医生服务的四大原则包括，综合性、连续性、协调性和个性化。第一，综合性服务原则，强调根据服务对象的不同及其多样化的健康需求，为其提供包括前期预防、中期诊断与治疗、后期康复和健康促进等全方位的医疗服务，维护其整体健康；第二，连

续性服务原则，沿疾病周期的各阶段提供连续性照护，并从服务对象的出生到死亡，为其生命周期的各阶段提供健康照顾；第三，协调性原则，作为服务对象的健康资源协调人，为其协调所需的健康领域的人力和物力资源；第四，个性化原则，强调以人为中心，尊重每个个体对象的特殊的感情需求、个性特征以及偏好，根据其具体情况，提供相应的健康照顾服务。

②细化了家庭医生服务的主要内容：深圳市规定家庭医生服务项目主要包括九个方面，既涵盖一般性基本公共卫生服务，又增加了其他优质服务项目。具体包括：第一，基本医疗服务；第二，公共卫生服务；第三，健康管理服务，即为家庭医生签约居民制订个性化、针对性的健康干预措施，并为其提供连续性健康管理服务，指导其开展自我健康管理；第四，签约健康教育与健康咨询服务，通过多种方式为签约居民提供健康咨询、健康教育资料发放、家庭康复指导和用药指导等服务；第五，签约诊疗服务，提供约定时限的诊疗、健康照顾、跟踪随访等服务；第六，签约预约服务，通过电话、网络等方式为签约居民提供诊疗和健康管理预约、登记等服务；第七，签约转诊服务，根据签约居民的需求为其提供更快捷、方便、有效、有针对性的转诊转介服务；第八，家庭病床服务，为符合家庭病床管理有关规定，适宜在家庭环境下进行检查、治疗和医疗服务的签约居民根据其需求提供家庭病床服务；第九，其他签约服务。

③强调家庭医生服务质量的指标考核：家庭医生团队的服务质量考核指标主要分为三类，包括基础指标、团队指标和专项服务质量指标。基础指标主要对家庭医生团队组成、成员资质、服务对象的数量和组成等内容进行考核；团队指标主要考核家庭医生团队服务提供的总体水平；专项服务质量指标主要考核服务对象个体所接受的服务质量。服务质量考核结果应作为核定家庭医生团队资金保障的主要依据。

（3）深圳市家庭医生制度设计的特点　深圳市罗湖区家庭医生服务模

式的构建具有非常典型的代表性，深圳市罗湖区家庭医生签约工作依托紧密型医联体建设开展，形成了特色鲜明的模式，并进一步在全市范围内得到了推广。

① 重视多元化家庭医生人才培养：深圳市构建了以全科医生为基础，慢病管理首席专家为核心，"居民健康促进员"为辅助的多元化家庭医生人才队伍，为提供综合、联系、个性化的医疗服务提供了有力保证。

在全科医生的培育中，既重视从国内外高薪聘请优秀全科医生，同时通过招聘规培生成立专科医生工作室、全科医学转岗培训、公卫医生驻点等方式，壮大全科医生人才队伍，并不断提升全科医生社会地位与收入薪酬，目前罗湖医院集团中社康中心全科医生的薪酬待遇已经略高于专科医生。慢病管理首席专家主要由具有丰富临床经验的，具有正高级职称的医疗专业学科带头人担任，主要负责辖区内家庭医生在其专科的健康管理、防治等方面的技术指导，并且有针对性地对辖区内居民健康管理、疾病防治等方面制订规划和方案。慢病管理首席专家的设置对于提升基层医疗机构能力，提升区域整体慢病管理和防控水平起到了非常重要的作用。罗湖医院集团还创新性地设置了"居民健康促进员"（简称"健促员"）。健促员主要由经过专业训练和培训的街道计生工作和管理人员担任，同时聘请社区卫生中心和专业家庭医生团队作为协助人员，共同组织和开展健康管理和促进服务，最终实现提升辖区居民健康水平的目标。健促员是社康医生与社区居民的密切联络人，打通了居民与社康医生"最后一公里"的服务。

② 以服务及产出为导向的医保支付方式改革：罗湖医院集团医保支付方式改革强调以服务及产出结果为导向的医保支付方式改革。这一改革主要包括两个方面的内容，一方面是"总额预付，结余留用"，即通过与医保基金合作，对由于医疗机构服务和流程优化而节省的医疗费用，可以用

于激励医疗服务机构和工作者；另一方面，为了达到"控费提效"的总体目标，对于家庭医生签约管理的重点人群，根据以往支出费用的核算，制订本年度医保费用和健康管理的目标值，根据绩效考核的完成情况，将减少的医保费用划拨给医疗集团，用于医务人员绩效薪酬改革，进而引导医院集团从"以治疗为中心"到"以健康为中心"转型。

③ 构建以居民健康档案为核心的医疗信息系统：罗湖医院集团通过建立以居民健康档案为核心的信息支持系统，不断丰富和完善居民端服务。具体包括：一是整合在医院集团内所发生的就诊、治疗以及其他相关信息，建立辖区居民覆盖全生命周期的健康档案，居民可以通过设立的"健康罗湖"App实现对自身健康信息的随时掌握，家庭医生则可根据上述健康档案信息提供连续性医疗服务；二是通过优化医疗服务流程和瓶颈，借助居民健康档案，实现医疗集团内部转诊流程的便捷化和智能化；三是居民健康数据实现开放式互联共享，即在充分授权的前提下，可以与其他医疗服务机构进行数据对接，实现一站式便捷式区域化转诊就医。

3. 政策关键点

我国家庭医生制度的基本政策框架已经搭建起来，并且在一些地区已经通过多种政策措施打造了地区模式，初步体现了"以患者为中心"的服务理念，在我国的政策框架及部分先进地区的实践中可以总结出当前我国推进家庭医生签约的政策关键点。

（1）以医联体建设作为推动家庭医生制度完善的重要动力 医联体建设是当前和今后一个时期我国医疗卫生体制改革和发展的重点方向之一。在城市，主要通过构建以三级医院为核心的医疗集团，对社区卫生服务中性实行业务托管，而在县级主要是组建包括乡镇卫生院和村卫生室在内的医联体，从而为构建紧密型的医联体奠定基础。无论是在城市，还是县级地区，都将医联体建设作为推动和完善家庭医生签约制度的重要制度动力。在上述实践过程中有如下两个关键的结合点：一方面是，通过在医联体内改变医保支付方式，实行打包付费的方式，对患者就医选择不进行限制，从而为家庭医生进行签约服务提供内在动力，即患者可以选择在医联体外的家庭医生处进行疾病诊断、健康管理，从而实现更为灵活的就诊体验与费用降低；另一方面，医联体建设的核心在于通过共享医疗资源实现对基层医疗卫生资源的提升，尤其在家庭医生和全科医生较为短缺的县级地区和边远城市，通过专家共享、定期指导、标准化管理等措施，能够有效增强基层医疗机构的医疗能力。

（2）以信息化建设作为推进家庭医生建设的重要抓手　医疗技术尤其是远程医疗、大数据、互联网技术的发展为推进家庭医生建设提供了重要抓手。以远程医疗为代表的便捷服务模式，使得居民足不出户便可享受来自大型三级医院的优质医疗诊断、问询、会诊等资源，大大提升了家庭医生的可及性和可负担性，实现了资源共享和服务提升的双重目标。大数据与物联网技术的发展，为整合碎片化的医疗服务信息和流程提供了可能性和便捷性，因此，基于数据的医疗服务流程再造确保了家庭医生能够向居民提供连续化的医疗管理与服务，从而提升卫生服务的绩效与管理水平。

（3）对供给和需求双方实现政策预期引导　我国家庭医生制度的建立与发展既面临着国际上普遍存在的资金、人才和技术方面的压力，同时也存在由于医疗卫生体制变革、基层医疗机构能力薄弱、居民就医习惯难以改变等存量因素。因此，在家庭医生制度建设中，与国外侧重于单一方向引导不同的是，各地实践都普遍侧重于从供给和需求方两个方面入手，即既调动医疗服务机构的服务积极性，又引导患者向基层就医。具体来看，对于患者而言，通过医保差异化支付方式、基层强制首诊、优质医疗资源下沉、财政资金补贴等方式，鼓励患者向基层医疗机构进行就诊；而对于医疗服务机构，重点侧重人事薪酬管理制度改革、倾斜性政策照顾、多元化激励等方式调动全科医生和家庭医生向重点人群的医疗服务积极性。

（三）中外"以患者为中心"医疗服务政策比较分析

本部分将对中国的家庭医生制度与美国PCMH模式的关键点进行对比分析，在进行对比之前，需要对两国医疗领域变革的基本环境的差异进行说明，这能够对两国改革所采取的不同措施进行一定说明。改革在一定程度上并没有孰优孰劣之分，只有是否适合国情的区别，两国在医疗体制上的区别主要体现在以下两点。

1. 医疗体系不同

我国本身就是以公立大医院为主的医疗体系，医疗保险作为支付方相对弱势，公立医院改革主要是政府主导，但是由于公立大医院在医疗领域的垄断地位，导致推进中存在种种困难。美国则是支付方强势，具有足够的能力对医疗机构行为产生影响与引导，医疗体系的变革主要是市场导向，强调竞争。

2. 基层医疗机构与医务人员能力不同

美国由于有系统的全科医生培养体系，基层医疗机构中的家庭医生能够较好应对常见多发病，并且美国基本医疗的理念已经有了较长时间

的发展，居民和患者已经较好地形成基层就医的习惯，同时全科医生的
收入与社会地位较高；我国基层医疗机构和医务人员的能力相对较差，
而且并未建立起系统健全的全科医生培养教育体系，导致基层医务人员
能力不足，患者对基层医疗机构长期不信任，同时长期以来大医院对基
层的"虹吸"，导致患者没有养成基层首诊的习惯。另外，我国社区医疗
机构医生的薪酬待遇与社会地位较低，难以对医学生形成吸引力，也造
成了大量人才缺口。

我们从十个方面对中美两国"以患者为中心"制度进行比较，见表6-6。

表6-6　中美两国"以患者为中心"制度的比较

政策关键点	中国家庭医生制度	美国PCMH
医疗卫生系统	政府主导	市场主导
发起者/倡导者	政府	相关协会/学会
服务内容	基本医疗、公共卫生、健康管理	基本医疗、健康管理
机制设计	与紧密型医联体建设同步推进	部分与ACO相结合，多数仍是单体或松散的联合形式
支付方	城镇职工医疗保险和城乡居民医疗保险，整体性更强	Medicare、Medicaid、商业保险，呈现较高的碎片化
财政补贴	当前（家庭医生签约）阶段较多	较少
信息化	基础差	信息化基础好
认证	无	NQCA等认证机构进行认证
绩效考核与评估	政府或紧密型医联体中总医院主导	支付方、NCQA等认证机构、相关学会/协会
规范化与标准化	暂无家庭医生的全国性标准	由相关协会/学会出台了PCMH的标准

　　从医疗卫生系统来看，中国是政府主导的模式，政府主导意味着改革更具规划性，更容易通过行政方式推进改革，在政府的大力推动下，全国大部分地区在较短时间内已经开展了家庭医生签约制度的建设，但同时由于基层医疗机构实行收支两条线，并没有自主支配收入的权利，也造成部分地区基层医疗机构改革动力不足；美国是市场主导的模式，政府较少介入，医疗机构具有自主支配收支的权利，能够通过不断提升自身服务能力，吸引患者，提升竞争力，但是也存在难以形成更高整合度医疗服务的问题。

　　从发起者/倡导者来看，中国主要是由政府发起家庭医生制度建设，并主导改革过程，美国主要是相关的学会/协会等行业组织发起和倡导PCMH模式的创建与推广，并主导变革的过程，这与其市场导向的医疗卫生体制是相关的。

　　从服务内容来看，中国的家庭医生制度在建立过程中吸收了"以患者为中心"的理念，提供的服务包括基本医疗、公共卫生和健康管理，与美国PCMH提供的服务内容基本上相同。

　　从机制设计来看，中国的家庭医生制度是与紧密型医联体建设结合在一起的，并作为推进分级诊疗制度建设的两个重要抓手，两个制度之间也是相互促进的，进一步提升了医疗服务提供中的协调性与连续性。美国的PCMH大部分是由原来的Primary Care医疗机构转型而成的，单体或者松散的联合体较多，随着ACO在美国的逐渐推行，PCMH与ACO结合也形成一定趋势。

　　从支付方来看，中国对于家庭医生的支付方主要是社会医疗保险，包括城镇职工医疗保险和城乡居民医疗保险，在支付政策上具有较高的一致性；美国对PCMH的支付方既包括Medicare、Medicaid，也包括众多商业保险，支付政策上具有较大的差异性，在应对不同支付方的评估与考核时，会对PCMH造成一定的负担。

从财政补贴来看，我国为推行家庭医生签约制度的建立，对基层医疗机构与医务人员加大了补贴力度，以提升其积极性。而美国由于是市场导向，政府对PCMH的补助力度相对较小，同时主要是从Medicare和Medicaid对PCMH提高补贴力度间接进行补贴。

从信息化程度来看，我国基层医疗机构的信息化水平普遍较低，而且难以实现互联互通，美国PCMH的信息化水平较高，但是一定程度上也存在不同医疗机构之间的医疗数据等信息传输不畅的问题。

从认证机制来看，我国目前并没有相应的对家庭医生或基层医疗机构的认证机制，美国建立了以NCQA认证为主的对PCMH的认证机制。

从绩效考核与评估来看，我国对家庭医生和基层医疗机构的绩效评估考核主要是政府主导或在紧密型医联体中由牵头医院主导，目前的绩效考核只是初步建立阶段，存在"重数量、轻质量""重过程、轻结果"等问题，有较大的改进空间；美国对PCMH的绩效考核主体是多元的，主要包括相关协会/学会、支付方及认证机构，其绩效考核中也存在一定问题，有研究认为其评价框架设计中对于"以患者为中心"的理念体现不足，在医疗服务质量与其他方面的指标设计上存在不平衡的问题。

从规范性与标准化角度来看，我国尚未出台全国性的关于家庭医生制度的标准性政策文件，目前仅深圳市出台了地方性的家庭医生服务规范标准；美国则是由相关协会/学会主导出台了一系列的服务、管理、信息化等方面的标准。

综合来看，美国由于"以患者为中心"的理念发展较为成熟，并且家庭医生制度建立较早，目前已经建立起相对比较完善的PCMH的体系，但是其目前主要的问题是在医疗服务的连续性上，由于是市场导向的医疗体制及支付方的不同，在不同类型医疗机构之间难以形成紧密的联系。我国的家庭医生制度处于建立初期阶段，体系尚未完全构建完善，其最主要的优势就是与紧密型医联体建设的结合，一方面能够有效带动基层医疗机构的能力提升，另一方面能够实现在医联体内部连续性服务的提供及在管理、信息化、服务等方面的标准化管理，同时能够与医保打包付费的政策相契合。

参考文献

［1］NCQA.www.ncqa.org/programs/recognition/practices/patient-centered-medical-home-pcmh/why-pcmh/overview-of-pcmh.

［2］NCQA.https://www.ncqa.org/wpcontent/uploads/2018/09/20170331PCMH_NCQA10740317_GettingStartedToolkitWeb.pdf.

［3］NCQA.www.ncqa.org/programs/recognition/practices/patient-centered-medical-home-pcmh/getting-recognized/get-started/pcmh-faqs.

［4］Hahn K A , Gonzalez M M , Etz R S , et al. National Committee for Quality Assurance （NCQA） Patient-Centered Medical Home （PCMH） Recognition Is Suboptimal Even Among Innovative Primary Care Practices［J］. The Journal of the American Board of Family Medicine, 2014, 27（3）:312-313.

［5］NCQA.http://www.ncqa.org/programs/recognition/practices/patient-centered-medical-home-pcmh/pcmh-redesign/practice-details-graph.

［6］沈蕾. 医疗服务质量评价方法研究综述［J］.消费经济， 2006, 22（3）: 55-59.

［7］李军. 以患者为中心的医疗服务质量评价体系研究［D］.中国人民解放军医学院, 2013.

［8］Stange K C , Nutting P A , Miller W L , et al. Defining and Measuring the Patient-Centered Medical Home［J］. Journal of General Internal Medicine, 2010, 25（6）:601-612.

［9］AAFP. https://www.aafp.org/about/policies/all/performance-measures.
html.

［10］Spann, Stephen J. "Report on financing the new model of family medi-
cine."［J］. The Annals of Family Medicine, 2004, 2（suppl 3）: 1-21.

［11］Starfield, Barbara, and Leiyu Shi. The medical home, access to care, and
insurance: a review of evidence［J］. Pediatrics-English Edition, 2004,
113（5）: 1493-1498.

［12］国务院.国务院关于建立全科医生制度的指导意见［S］.2011-7-7.

［13］国务院医改办.关于推进家庭医生签约服务的指导意见［S］.2016-5-25.

［14］深圳市市场监督管理局.家庭医生管理规范［S］.2018-2-13.

［15］Homer C J , Baron R J . How to Scale Up Primary Care Transformation:
What We Know and What We Need to Know?［J］. Journal of General
Internal Medicine, 2010, 25（6）:625-629.

［16］Crabtree B F , Nutting P A , Miller W L , et al. Summary of the National
Demonstration Project and Recommendations for the Patient-Centered
Medical Home［J］. The Annals of Family Medicine, 2010, 8（Sup-
pl_1）:S80-S90.

［17］Solberg L I , Crain A L , Tillema J O , et al. Challenges of Medical
Home Transformation Reported by 118 Patient-Centered Medical Home
（PCMH）Leaders［J］. The Journal of the American Board of Family
Medicine, 2014, 27（4）:449-457.

［18］Nutting P A, Crabtree B F, Miller W L, et al. Journey to the Patient-Cen-
tered Medical Home: A Qualitative Analysis of the Experiences of
Practices in the National Demonstration Project［J］. Annals of Family
Medicine, 2010, 8（Suppl 1）:45-56; 92.

第七章

推进改革的实施：以患者为中心的医疗服务与管理

第一节 | 面临的挑战

以患者为中心的医疗服务与管理改革在本质上是医疗资源管理体系的重塑和医疗资源的再一次分配，从理想的最优理念和价值取向到实际医疗服务与管理流程体系的构建与实施必须考虑一系列现实约束和挑战。在我国情境下，这一挑战既源自对于新型管理体系建设所需的财务、技术、人力等多方约束，同时也必须考虑现有卫生管理体制和体系的制约。总的来看，推进以患者为中心的医疗服务与管理主要面临下述五个方面的挑战，包括碎片化的政策环境体系、日益冲突与矛盾的医患关系、信息技术运用与转化、团体医疗的协调性建设和可持续的筹资与财务体系。

1. 碎片化的政策环境阻碍了整合式服务的实现

碎片化的政策环境是指本应统一、完整、协调的政策目标、内容或过程，却被分割和零散化了，以至于出现政策之间相互独立、矛盾或冲突的一种系统状态。碎片化的政策环境首先源自政府部门职责与权能关系的分工，由于缺乏统一的协调与沟通机制，使得不同部门产生的各类政策规定迥异甚至矛盾与冲突；其次，不同类型的医疗机构与单位由于技术标准与流程规定的差异，在医疗服务上显得难以兼容与整合，患者很难在不同医疗服务机构实现连续且一致的服务。从宏观层面上来看，碎片化的政策环境产生不一致的规定与漏洞，导致各类医疗机构无所适从，而在微观层面，碎片化的政策环境也极易产生不当的激励机制，使得机构之间协调程度低、医疗服务连贯性差、难以为患者提供整合式的医疗卫生服务。

整合式医疗服务与管理的实现是以患者为中心的医疗服务与管理的重要原则之一，由于整合式医疗服务不仅仅依赖于各类医疗护理人员之间的分工与协作，同时有赖于各个类别、层级的医疗机构、政府卫生部门、政府其他部门及其他主体，例如慈善与非营利机构的相互协调与支持，在碎片化的环境之下，单个医疗机构或是组织很难通过自身努力而实现整合式医疗卫生服务，导致医疗资源配置效率低、严重影响医疗服务的质量提升。因此，碎片化的政策环境，尤其是碎片化的法律环境、政策规定和管理体系割裂了医疗服务本身内在的连续性和统一性，阻碍了以整合和连续为特征的以患者为中心的医疗服务体系的形成。

2. 医患关系日益复杂且冲突性加剧

以患者为中心的医疗服务强调通过患者授权与参与提升自我管理水平和医疗管理依从性，从而提高医疗服务质量和满意度。然而，参与式医疗服务的前提在于医患双方的支持与理解，日益紧张与富于冲突性的医患关系使得构建以患者为中心的医疗服务缺乏相互信任的基础。据统计，几乎所有的大型医院都发生过患者及其家属恐吓、打骂医务人员事件，超过80%的医院发生过患者及家属在诊疗结束后拒绝出院且不缴纳住院费。国家卫健委医政医管局的相关数据显示，自2000年以来，我国医疗纠纷呈现数量连续递增的高发态势，2002年至2012年的十年间，全国医疗纠纷数量增长了10倍，2013年更是达到12.6万件；从最高法披露的医疗事故来看，2009年最高法共受理医患纠纷相关案件16488件，是2002年的2倍左右，医患关系日趋呈现紧张状态。事实上不止在我国，国外医患纠纷的相关事件也在呈现上升趋势，英国媒体指出，在2005～2010年，英国共发生万起医患纠纷，许多医生表示在患者接受治疗期间曾受到伤害。医患纠纷日趋严峻的形势折射出的是医患之间不信任感的加剧与制度设计的缺失，因此，如何有效妥善解决医患纠纷已然成为世界各国政府与医院管理者的一个重要命题。

医患冲突与关系恶化的这一挑战，一方面源自传统的以医生为中心的医疗实践使得医疗服务被完全视为医生及护理团队的专属职责，使得患者自身缺乏对于医疗服务的参与感与控制感，因此在某些情况，医疗服务的不满意与不成功被完全归咎于医生一方，这一结果影响了患者对于医生的信任与好感并加剧了双方的紧张；另一方面则是患者对于自身健康的不重视与漠视，将健康的维护与护理完全视为医师或是医疗团体的职责，而缺乏必要的自我管理与参与，降低了医疗服务的依从性与满意感。

3. 信息技术运用滞后难以支撑高质量服务的实现

以患者为中心的医疗服务与管理有赖于现代信息与科学技术提供高质量的循证证据、及时的医疗信息与完备的沟通协作以实现最佳的医疗决策与护理。虽然数据科学、人工智能、生物医学等领域的发展已经能够为以患者为中心的医疗服务与管理提供充分的技术支撑，然而，从技术向大规模临床与商业运用仍存在诸多困难，例如信息基础建设、财务约束、与现有护理人员知识结构体系的冲突等。

从信息基础设施建设上看，以数据为核心的智慧医疗卫生与服务依赖于区域性数据集成平台和数据库建设，通过应用服务访问平台从而搭建起一个以健康数据为核心的一体化居民健康服务体系，对居民的健康状况，疾病发生、发展和康复的全过程实现监测与评估，从而提供健康咨询和自我健康管理等服务。然而现有信息基础设施建设还比较缓慢，各地瓶颈较为严重，主要表现为区域一体化数据库平台建设滞后、数据开发获取程度低、数据整合程度不高。其次，信息化建设的快速发展与人才储备矛盾日益凸显，一直以来，由于信息化建设投入不平衡、边缘化的信息部门不受重视，阻碍了卫生行业信息化人才的培养。医疗人才的短缺，已经成为横亘在我国医改面前的一道难题。面对巨大的人才需求，现代医疗行业缺乏既熟谙医疗业务又精通IT技术专业的人才，显而易见，人才短缺已成为智慧医疗发展的瓶颈。因此，上述信息技术运用于转换的滞后与困难使得高质量医疗服务与管理体系的构建面临实际上的技术制约与挑战。

4. 团队医疗协调性有待优化

团队医疗是以患者为中心的医疗服务的重要特征之一，这一医疗团队由包括医生、护士、药剂师、营养师、社会工作者、教育工作者和护理管理人员所构成。团队医疗由于具有多样化的医师与护理团队，在实现人群全面照护的初级卫生保健中具有重要作用，而这一作用的发挥则有赖于协调与整合性的医疗流程。

从当前医疗教育的视角上看，医疗机构更加注重专业学科的发展，从而更倾向于对于业务型和专门技能型人才的培训和塑造，忽视团队协作意识和全科医学的培养，导致在实际的团队医疗护理过程中，医务人员缺乏必要的团队协作意识和综合性全科技能，忽视了患者诊疗时的整体性及医疗服务体系的系统性。从医疗流程的视角出发，缺乏统一的医疗服务信息采集机制、医疗信息服务共享激励机制和医疗服务信息共享机制是导致团队医疗协调性不高的深层次机制因素。由于信息的相互隔离和部分医护人员将医疗信息作为自身独占资源而拒绝分享，使得单一医疗护理人员只能根据患者自身的描述来大致推断此前的医疗服务状况，从而造成了医疗服务的连续性程度和质量下降。因此，如何整合医疗服务流程，将具有差异性背景、专业技能与工作方式的医护人员有效聚集从而共同努力为满足患者多样化的医疗保健需求则是实现团队医疗的关键所在。

5. 医疗支付与财务体系缺乏可持续性激励机制

医疗支付与财务体系直接关系到医疗卫生机构和执业医生收入，其是否具有财务上的激励性与可持续性是影响推行以患者为中心的医疗服务与管理的重要影响因素之一。例如在美国，在财务激励方面，主要通过倾向性医保支付体系以鼓励基础卫生机构建立以患者为中心的医疗服务模式。我国现行以政府为主体的公立卫生筹资体系由于在财政拨款、支付方式、绩效激励等三个方面缺乏灵活性，严重制约了医疗支付与财务体系的激励机制发挥。在财政拨款上，由于财政补助受限，公立医院需要依靠药品收入和检查收入维持正常运行，医药服务价格的管制同时又导致医院的实际价格远远低于成本，医疗机构自身行为体系越来越倾向于维持生产而设法逐利；传统的以服务次数和时间为核心的医疗支付与财务体系强调通过计算个体医生或是医疗服务机构总的诊疗人次和时间从而进行财务补偿和个体经济激励，这一财务体系的特点与强调以服务质量和结果为导向的以患者为中心的医疗服务与管理存在矛盾，从而将导致高质量医疗服务团队收入下降、经济激励减弱的结果。虽然，短期内可以通过政策补偿与鼓励的方式弥补个体医师与团队，但从长远来看，缺乏经济上的可持续激励机制的医疗支付与财务体系将加重医疗服务体系的总体负担，其结果势必导致医疗服务质量与可及性的双重下降。

第二节 | 可操作的实施框架

作为一项系统性的社会改革工程，各国的实践和经验表明，有效构建以患者为中心的医疗服务与管理必须综合考虑改革的实施成本、社会政治经济因素和技术可行性等多方因素。为此，基于前述理论分析和实践经验探讨和总结，本文构建了一个由宏观、中观和微观所共同构成的实施框架图，见图7-1，以期能够作为一个可操作的实施框架为未来进一步的改革提供理论指导。

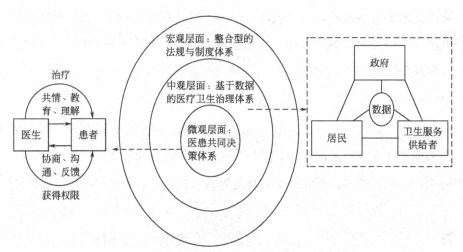

图7-1 构建以患者为中心的医疗服务实施框架图

在宏观层面，必须构建整合型的卫生法规体系、卫生政策体系和卫生管理体系，从而为构建以患者为中心的医疗服务提供制度环境和有利的实施环境，这一整合而非分散、统一而非零碎的制度环境有助于形成统一、连续和高质量的服务体系；在中观层面，大数据与信息科学的发展为形成以数据为核心的卫生服务体系提供了可能，政府、公民与卫生服务提供者在数据驱动中形成了有效互动并呈现出全新的协同治理结构，而且形成了基于数据采集、共享、分析、运用的健康治理驱动体系；在微观层面，医患共同决策体系的引入，为构建和谐医患关系，提升健康管理水平和医疗质量提供了内在动力。

第三节 │ 制度环境与服务体系推手

制度环境是指一系列具有约束性的规则体系，其中最为重要的是法律体系。在国外，以患者为中心的医疗服务建设中无不以法律法规建设作为基础，以保证新型卫生服务体系的建立具有坚实的制度和法律基础。与制度环境不同的是，服务体系则是一套具体的实施规范和体系，直接指导和规范以患者为中心的服务制度建设。在美国，通过构建全国性标准来规范以患者为中心的医疗服务建设也被认为是一种重要的制度设计。因此，通过创造良好的制度环境与服务体系既是保障以患者为中心的医疗服务能够顺利实施的前提条件，同时也为规范和推动新型服务体系提供了推手和动力。

从制度环境层面上来看，必须通过构建整合型的法律制度环境，提供规范统一的法律供给，从而为推进以患者为中心的医疗服务和管理体系提供基本遵循。这里的法律制度涵盖广义上的法律，既包括宪法、专门性法律，也包括由政府及其部门制定的专门性文件和部门规章等。2009年中共中央国务院下发《关于深化医药卫生体制改革的意见》，在其中明确提出要加快推进我国卫生领域的立法进程，逐步建立与我国基本卫生制度相适应的法律法规体系。《"健康中国2030"规划纲要》的制定又进一步明确提出了卫生立法的时间表，即在2030年前后，要基本完成卫生领域的重点立法工作，并完善相应部门规章体系，健全卫生领域标准规范和指南体系。

上述重要的政策文件规划为构建以患者为中心的医疗服务和管理实践，完善我国基层医疗卫生法提供了明确的时间表和可能性。法律法规体系是推进改革与实施的总的依据和保障，虽然现有各类专门性法律和政策文件中的部分内容在一定程度上体现了以患者为中心的思想和原则，但这些规定既分散又难以操作，至今我国仍然没有一部关于建设基本医疗卫生与服务的综合性法律或者规章制度。因此，需要制定一部综合性的基层卫生法弥补有关的法律漏洞和法律冲突，同时通过立法来引导和规范我国基本卫生事业的改革和发展历程。

从服务体系建设上看，统一的建设标准与认证机制能够规范以患者为中心的标准化服务与体系建设，因此必须构建统一且具有操作性的以患者为中心的服务标准与体系。参照国外建设历史与发展经验，我们认为以患者为中心的服务体系建设主要包括六个方面，即以患者为中心的可及性、团队医疗服务、人群健康管理、医疗服务管理和支持、医疗服务协调和医疗服务过渡、绩效评价和质量改进。在具体建设过程中，可以考虑在国家层面或是卫生管理部门层面设立统一的质量保障委员会，以对上述标准与认证机制的设立实现统一制定与考核，由国家权威机构统一把控执业资格，这能够为医疗服务的质量和安全提供强有力的保障。另外，以患者为中心的服务体系建设必须与现行医疗卫生服务体系相融合，以减少改革的成本和建设制度改革的阻力。具体来看，家庭医生签约和分级诊疗制度建设是我国现有医疗卫生服务体系建设和改革中的两个重要建设方面和未来发展方向，家庭医生签约制度旨在为签约居民提供更为便捷和个性化的健康管理服务，以提升常见病、多发病的诊疗质量和效率，分级诊疗制度强调通过医疗资源的有效配置从而优化卫生服务体系，提高医疗服务的可及性与效率。家庭医生服务包的内容包括从预防、治疗、康复等全流程的服务，并且提供具有居民和患者针对性需求的健康管理服务，体现了"以患者为中心"服务理念，并且通过基层首诊、组合式签约、建立绿色转诊通道等方式，构建紧密无缝的上下转诊机制，进而实现向连续、综合、协调的服务提供模式转型；分级诊疗医疗服务同样强调医疗资源的有序配置，通过急慢分治、上下联动的方式有序组合不同层级、不同类型的医疗机构资源，进而实现连续、协调的卫生服务模式。因此，从本质上看，以患者为中心的医疗服务与管理能够与现行卫生服务体系相适应，同时，通过推进分级诊疗和家庭医生签约制度可以有效降低改革实施成本，提高推广效果。

第四节 ｜ 改革推进：以有效和可持续的方式实施改革

1. 发展基于健康数据的智能医疗服务，推动医疗服务流程再造

基于健康数据的智能医疗服务强调通过整合各类行为与医疗大数据，经由信息共享与医疗协同实现对患者健康数据的收集、处理和分析，以实现对于疾病的快速监测、诊疗，从而提供安全、便捷、有效的医疗卫生服务。这与以患者为中心的医疗管理与服务所强调的运用现代信息与数字技术提升诊疗活动的连续性和有效性是一致和适配的，发展基于健康数据的智能医疗服务一方面可以提升诊疗效率与效果，提升患者参与程度与满意感，同时也为构建以患者为中心的医疗服务体系提供技术基础和支撑。

在我国，以医疗信息化为标志的智能医疗服务建设早在21世纪初就已在地方层面陆续启动。从国家层面来看，2010年以来，为加快推进国家、

省级、区域卫生信息化建设，国家卫生健康委员会、国家中医药管理局等多个部门颁发多项关于卫生信息化建设的宏观政策指导文件，2018年4月，国务院办公厅发布《关于促进"互联网+医疗健康"发展的意见》，这是首次从国家层面上提出要构建以互联网为基础的医疗健康服务体系。

然而，现有智能医疗服务仍然是以医疗机构为主要实施载体，普遍存在着数据共享难、壁垒多、运用层面较窄等问题。因此，有效发展基于健康大数据的智能医疗服务必须首先增加医疗卫生信息化投入。在美国，医疗机构每年用于信息技术的费用超过了预算的2%，在IT方面的投入占全年收入的2%～4%，而我国不足1%。因此，建议扩大政府财政资金投入以用于公立医疗系统信息化建设，提高IT研发投入。其次，搭建区域健康信息共享平台，打破行业间、区域间信息壁垒，实现健康数据共享，可以考虑由政府牵头，先行整合政府部门内部食药、体育、卫生、财政、发改、公立医院、疾控中心等多部门、多机构数据，实现政府数据一体化并向社会开放共享。最后，充分挖掘使用健康数据，在疾病预防、治疗和预测等方面发挥作用，政府部门、医疗卫生机构可以与商业技术公司进行充分合作，打造智能医院，以优化医疗服务质量。

2. 发展医患共同决策体系，改善医患关系

随着人们对以患者为中心理念的理解日益深入，患者参与已经不仅仅限于医患沟通和护理计划的执行。授予患者自决权，尊重患者自主性，在决策过程中将患者纳入决策主体，也是以患者为中心的重要内容。良好的医患沟通，对于患者来说会使他们觉得自己更受尊重，医护人员提供的医疗信息也会增进他们对健康的理解。对于医护人员来说，也会使患者更加尊重和信任他们，提高他们对自身的职业认同。良好的沟通可使医患间建

立和谐的人际关系，减少摩擦和纠纷。

发展医患共同决策体系，首先必须鼓励患者参与和给予充分授权。随着医疗系统的发展，医患沟通的重要性逐渐被认可，患者的需求、看法和意见开始被重视，信息开始双向流动。此时，患者参与和授予患者一定权限进行自我管理和决策就成为医疗系统需要关注的一个重要内容。其次，医生团体需要具备多种角色和能力。例如，医生扮演同伴角色，以同伴的口吻与患者探讨未来的计划、过去的经历等，此时患者的回应则被视为社会沟通和交流。在这个沟通的过程中，患者与医生大体处在平等的位置，患者将医生当作朋友和同伴，分享自身的经历、痛苦与对未来的期望，即一种社会沟通。同样，医生也必须学会扮演教育者的角色，如告诫患者不要吸烟、保持良好的生活习惯等。这种沟通的不对称程度，低于医生角色与患者的沟通。虽然医生以教育者的口吻嘱咐患者，但患者也能够告知医生自身的健康状况、服药反应、康复程度、自我感觉等，即患者为沟通的发起人，讲述自身健康状况。最后，医患共同决策体系必须以满足患者的需求为出发点，以患者为中心对医疗系统提出的最基本的要求就在于洞察和满足患者需求，只有当医护人员真正去了解患者的心理、社会等需求，尊重患者个人偏好，尽量满足患者需求，所做出的医疗决策才是患者所期待且愿意接受和依从的。

3. 完善薪酬与财政筹资体系，提供持续有效的改革激励

国外以患者为中心医疗服务和管理模式的建立有赖于一个具有可持续、激励结构及稳定的筹资体系，从而推动该模式被基础卫生医疗机构所广泛采纳与转型。在美国PCMH模式建立的过程中，支付方的支持与引导起到了非常重要的作用，包括Medicaid、Medicare及商业保险等在内的支付方通过加大对基层医疗机构的支付力度以支持其向PCMH的转型，另一

方面通过支付方式的改革，从原来的按服务付费模式FFS（Fee-for-Service）模式向按价值付费模式FRV（Fee-for-Value）转变，通过具体的按绩效付费（Merit-based Incentive System，MIPS）的方式引导机构的转型。

在我国推进以患者为中心的医疗服务改革之中，必须同样构建与之相适应的卫生筹资体系推动该模式的落地生根。具体来看，首先是政府对基层医疗机构与医务人员加大补贴力度，以提升其积极性。与国外多由市场主导的基层医疗卫生服务体系不同的是，我国建立了庞大的公立医疗体系，政府在卫生服务供给中占据主导，因此通过加强对于基层卫生机构与医务人员的补贴可以为基层医疗卫生机构提供改革动力。其次是医保支付方式改革，即充分发挥医保的调节作用，引导基层卫生机构模式转变，将医保补偿与基层卫生机构绩效与服务挂钩，而非简单以量付费。最后是支付管理体系改革，从我国现行管理体系上看，基层医疗机构实行收支两条线从而并没有自主支配收入的权利，也造成部分地区基层医疗机构改革动力不足，因此可以考虑赋予基层卫生医疗机构具有自主支配收支的权利，从而通过不断提升自身服务能力，吸引患者，提升竞争力。

4. 逐步增加试点城市，扩大运用领域

从国际经验上看，美国以患者为中心的医疗服务模式自1967年首次概念提出至今模式的确立经历了一个从试点到推开的过程，首先从夏威夷地区"以患者为中心"模式改革中获得充分的改革实践经验，在此基础上向全国介绍理念与经验；另外，体现"以患者为中心"服务模式的推行与实践是从儿科开始，在获得一定成功，效果得到验证之后，进而将其理念与模式推行到全科领域。这种先试点后推开、从局部到全面的改革过程，能够有效保证改革模式的有效性及降低改革成本。

在我国，从已有成都和深圳的实践上来看，以患者为中心的医疗服务仍然处在起步阶段，主要依托基层医疗机构开展家庭医生签约制度为核心而展开，并取得了初步经验与成效。下一步可以考虑在总结已有两地的经验基础上，首先扩大试点范围和区域，在区域范围选择上，可以考虑在每个省选择1～2个试点城市逐步展开，在内容上，依据本地实际，选择基本医疗、公共卫生和健康管理中的一个或几个项目进行展开；其次加强基层全科医生培育，建立系统健全的全科医生培育教育体系，全科医生作为以患者为中心的医疗服务的重要实施主体和团队负责人，对于日常居民常见病、多发病的诊治具有守门人的作用；最后，从规范性与标准化角度来看，出台全国性的关于以患者为中心的医疗服务的标准性政策文件和认证机制，以对各地试点项目建设提供规范和指导。

参考文献

［1］张玉强. 政策"碎片化":表现、原因与对策研究［J］. 中共贵州省委党校学报，2014（5）：102-109.

［2］苗豫东，张研，李霞. 我国医疗服务体系"碎片化"问题及其解决途径探讨［J］. 医学与社会，2012（8）:28-30.

［3］王兆勇. 当前医疗信息化建设存在的问题及对策分析［J］. 中国管理信息化，2016, 19（14）：49-50.

［4］Demirkan H. A smart healthcare systems framework［J］. IT Professional, 2013,15（5）:38-45.

［5］Stange K C , Nutting P A , Miller W L , et al. Defining and Measuring the Patient-Centered Medical Home［J］. Journal of General Internal Medicine, 2010, 25（6）:601-612.

《现代医院管理系列丛书》出版说明

医院可以说是当今世界上最为复杂的社会组织形式,其组织规模大小之繁复,运行模式之庞杂,权属管理之多样,都对组织运作与管理提出了巨大的挑战。如何在保障医疗品质的前提下,尽量合理地运用医疗资源和善尽医疗资源的效能,始终是全球医院管理者共同面对的难题,更是身处医疗改革浪潮前沿的中国医院管理者义不容辞的责任。

为了帮助医疗卫生投资人、管理者、政府监管者以及各类从业者能够更好地应对各类挑战,《现代医院管理系列丛书》由中国人民大学医院管理研究中心汇聚了医院管理各方专家学者和管理精英,组成了阵容强大的编委会,尝试引入各方面现代医院管理的优秀实践经验和理论成果,为中国公立医院改革和社会力量办医提供全面的支持,推动中国医院的跨越式发展,实现医院管理上的大胆创新和突破,成为医院管理创新和发展的良好借鉴,尤其是因应当前新医改的大潮,为各类医院的建设和管理提供一种高效运营的管理标杆。

《现代医院管理系列丛书》各系列重磅专著敬请期待!